ITB Consulting
(Hrsg.)

Test für medizinische Studiengänge I

Originalversion I des TMS

6., neu ausgestattete Auflage

hogrefe

Wichtiger Hinweis: Der Verlag hat gemeinsam mit den Autoren bzw. den Herausgebern große Mühe darauf verwandt, dass alle in diesem Buch enthaltenen Informationen (Programme, Verfahren, Mengen, Dosierungen, Applikationen, Internetlinks etc.) entsprechend dem Wissensstand bei Fertigstellung des Werkes abgedruckt oder in digitaler Form wiedergegeben wurden. Trotz sorgfältiger Manuskriptherstellung und Korrektur des Satzes und der digitalen Produkte können Fehler nicht ganz ausgeschlossen werden. Autoren bzw. Herausgeber und Verlag übernehmen infolgedessen keine Verantwortung und keine daraus folgende oder sonstige Haftung, die auf irgendeine Art aus der Benutzung der in dem Werk enthaltenen Informationen oder Teilen davon entsteht. Geschützte Warennamen (Warenzeichen) werden nicht besonders kenntlich gemacht. Aus dem Fehlen eines solchen Hinweises kann also nicht geschlossen werden, dass es sich um einen freien Warennamen handelt.

Anmerkung: Die Aufgaben der Originalversion I in der hier vorliegenden 6. Auflage wurden unverändert aus der 5. Auflage übernommen.

Bibliografische Information der Deutschen Nationalbibliothek
Die Deutsche Nationalbibliothek verzeichnet diese Publikation in der Deutschen Nationalbibliografie; detaillierte bibliografische Daten sind im Internet über http://dnb.dnb.de abrufbar.

Die erste bis vierte Auflage des Buches ist unter dem Titel „Test für medizinische Studiengänge. Aktualisierte Originalversion 2", herausgegeben vom Institut für Test- und Begabungsforschung im Auftrag der Kultusminister der Länder, erschienen.

Hogrefe Verlag GmbH & Co. KG
Merkelstraße 3
37085 Göttingen
Tel.: +49 551 999 50 0
Fax: +49 551 999 50 111
E-Mail: verlag@hogrefe.de
Internet: www.hogrefe.de

Satz: ARThür Grafik-Design & Kunst, Weimar
Druck: Media-Print Informationstechnologie, Paderborn
Printed in Germany
Auf säurefreiem Papier gedruckt

6., neu ausgestattete Auflage 2016

ISBN 978-3-8017-2777-2
http://doi.org/10.1026/02777-000

Vorwort

In den Jahren 1986 bis 1997 musste jeder, der sich in Deutschland um die Zulassung zu einem medizinischen Studiengang (Medizin, Tier- oder Zahnmedizin) bemühte, zuvor am *„Test für medizinische Studiengänge (TMS)“* teilgenommen haben.

Das Institut für Test- und Begabungsforschung, Bonn, hatte den Test im Auftrag der Kultusminister und -senatoren der Länder in der Bundesrepublik Deutschland entwickelt. Der Testentwicklung ging eine gründliche Analyse der Anforderungen voraus, welche die medizinischen Studiengänge an die Studierenden stellen.

Im Jahr 1998 wurde in Deutschland ein neues Auswahlverfahren für diese Studiengänge eingeführt, in dem der Test keine Rolle mehr spielte.

Seit dem Jahr 2007 haben die deutschen Hochschulen wieder die Möglichkeit, das Ergebnis im Test für medizinische Studiengänge bei der Auswahl ihrer Studierenden in den Studiengängen Medizin, Tier- und Zahnmedizin heranzuziehen. Zahlreiche Hochschulen machen von dieser Möglichkeit Gebrauch. Informationen darüber finden sich auf den Homepages der einzelnen Hochschulen sowie in der Informationsbroschüre zum Test (http://www.tms-info.org).

Die ITB Consulting GmbH, Bonn, ist als Nachfolgeeinrichtung des Instituts für Test- und Begabungsforschung von den Hochschulen mit der Weiterentwicklung und der jährlich neuen Bereitstellung des TMS betraut.

In der deutschsprachigen Schweiz wird der Test seit dem Jahr 1998 bei der Zulassung zu den medizinischen Fakultäten verwendet, als „Eignungstest für das Medizinstudium (EMS)“. Die Inhalte des EMS sind die gleichen wie jene des deutschen TMS, jedoch enthalten einige Aufgabengruppen etwas weniger Aufgaben.

Das Zentrum für Testentwicklung und Diagnostik (ZTD) an der Universität Freiburg (Schweiz) ist verantwortlich für die Durchführung und Auswertung des Tests (als EMS) in der Schweiz sowie für die Übersetzung der jährlich neuen Version ins Französische und Italienische.

Der TMS prüft Fähigkeiten und Fertigkeiten, die für die erfolgreiche Bewältigung der Anforderungen in den drei medizinischen Studiengängen besonders wichtig sind. Eine dieser zentralen Studienvoraussetzungen ist das Verständnis für naturwissenschaftliche und medizinische Problemstellungen. Mit Hilfe des Tests wird festgestellt, inwieweit die Person, die ihn bearbeitet, komplexe Informationen, welche in längeren Texten, Tabellen oder Grafiken dargeboten werden, zu erfassen und richtig zu interpretieren vermag, ferner, wie gut sie mit Größen, Einheiten und Formeln umgehen kann. Des Weiteren prüft der TMS die Merkfähigkeit, die Genauigkeit der visuellen Wahrnehmung, das räumliche Vorstellungsvermögen und die Fähigkeit zu konzentriertem und sorgfältigem Arbeiten.

Jedes Jahr wird eine andere Testversion mit neuen Aufgaben verwendet. Die Testaufgaben werden wie folgt konstruiert: Ein Sachverständigenkreis von Hochschullehrern der Medizin und der für die Medizin relevanten Naturwissenschaften entwirft in jedem Jahr neue Aufgaben, die durch jeweils andere Experten auf ihre sachliche Richtigkeit, ihre sprachliche Eindeutigkeit und andere Qualitäten überprüft und anschließend gegebenenfalls vom Autor überarbeitet werden. Nach der Überarbeitung kommen alle neuen Aufgaben in regelmäßigen Sachverständigen-Tagungen noch einmal auf den Prüfstand und werden dort nach letzten Korrekturen für geeignet erklärt. Damit nicht genug: Alle Aufgaben, die diesen Konstruktions- und Kontrollprozess durchlaufen haben, werden empirisch erprobt, bevor sie für die Ernstfallverwendung herangezogen werden. Dazu wird der Test stets in mehreren verschiedenen Formen vorgegeben. Die gewerteten Testaufgaben sind in allen Formen identisch. Zusätzlich enthält jede Testform andere „Einstreuaufgaben", also jeweils neu konstruierte Aufgaben, die nicht in die Bewertung eingehen, sondern lediglich zum Zwecke der Erprobung mitlaufen. Nur die besten unter diesen vorerprobten Aufgaben werden zu einem späteren Zeitpunkt als gewertete Aufgaben verwendet. Durch die Vorerprobung kann sichergestellt werden, dass die Testversionen verschiedener Jahre stets dieselbe Qualität und denselben Schwierigkeitsgrad aufweisen.

Eine Reihe von Bewährungskontrollen in Deutschland und der Schweiz hat bestätigt, dass durch die Berücksichtigung der Testergebnisse die Treffsicherheit der Auswahl, das heißt die Vorhersage des Studienerfolgs, deutlich verbessert wird.

Kann man sich auf den Test vorbereiten? Die Fähigkeiten, die der Test misst, sind das Ergebnis langjähriger Lern- und Entwicklungsprozesse; sie entziehen sich mithin weitgehend einer kurzfristigen Beeinflussung. Insbesondere das Auswendiglernen medizinischer oder naturwissenschaftlicher Fakten ist nutzlos, weil reines Wissen im Test kaum eine Rolle spielt. Es ist jedoch von Vorteil, sich längerfristig mit naturwissenschaftlichen bzw. medizinbezogenen Problemen zu befassen, sei es in den entsprechenden Kursen der gymnasialen Oberstufe, sei es durch verstärkte Aufmerksamkeit für derartige Inhalte, wie sie in populärwissenschaftlicher Literatur, im Internet, in Presse, Rundfunk und Fernsehen zu finden sind. Dies ist nicht nur eine gute Vorbereitung auf das Medizinstudium selbst. Die Vertrautheit mit typischen Fragestellungen sowie mit dem spezifischen Sprachgebrauch in den Bereichen Biologie, Chemie, Physik und Mathematik kann auch bei der Bearbeitung einzelner Testaufgaben von Nutzen sein. Fachkenntnisse aus diesen Bereichen werden jedoch nicht vorausgesetzt.

Besonders zweckmäßig ist es allerdings, sich vor der Teilnahme am Test mit den darin vorkommenden Aufgabentypen, dem Schwierigkeitsgrad der Aufgaben und den Bearbeitungszeiten für die einzelnen Aufgabengruppen vertraut zu machen. Deshalb sind in der im Internet verfügbaren Informationsbroschüre zum TMS für jeden Aufgabentyp mehrere Beispielaufgaben samt Schwierigkeits- und Lösungsangaben zusammengestellt worden; diese Broschüre enthält zudem zahlreiche Tipps zur Vorbereitung auf den Test sowie zu erfolgversprechenden Vorgehensweisen bei der Bearbeitung der Testaufgaben.

Die hier vorliegende Originalversion I enthält Originalaufgaben, wie sie bei der Zulassung zu den medizinischen Studiengängen bereits verwendet worden und für den Test in seiner jetzigen Form typisch sind.

Eine zweite Testversion ist im selben Verlag unter dem Titel „Test für medizinische Studiengänge II – Originalversion II des TMS" erhältlich. Mehr Informationen finden sich auf unserer Webseite unter www.medizinertest-vorbereitung.de.

Mit den Veröffentlichungen wird allen Studienbewerberinnen und -bewerbern die Möglichkeit geboten, authentische und autorisierte Versionen des Tests in ihrer Gesamtheit kennenzulernen und probeweise unter ganz ähnlichen Bedingungen wie im „Ernstfall" zu bearbeiten.

Der Originaltest ist stets im Format DIN A4 ausgelegt. Außer bei der Aufgabengruppe „Konzentriertes und sorgfältiges Arbeiten" sind hier im Buch alle Aufgaben etwa im Verhältnis 1,2 zu 1 verkleinert wiedergegeben.

ITB Consulting GmbH, Bonn

Dr. Alexander Zimmerhofer
Prof. Dr. Günter Trost

Vorwort

Diese Broschüre wird ebenfalls als Vorbereitungsmaterial für den *„Eignungstest für das Medizinstudium (EMS)“* empfohlen, der seit 1998 in der Schweiz eingesetzt wird. Das Zentrum für Testentwicklung und Diagnostik (ZTD) an der Universität Freiburg (Schweiz) ist verantwortlich für die Durchführung und Auswertung des EMS in der Schweiz. Er wurde durch das ZTD in Zusammenarbeit mit der ITB Consulting GmbH aus dem TMS abgeleitet und für die Bedürfnisse der Zulassung in der Schweiz weiterentwickelt. Ab 2016 werden TMS und EMS wieder strukturell identisch sein, sodass dieses Trainingsmaterial vollständig die Aufgabengruppen auch in der Schweiz in gleicher Reihenfolge enthält. Der EMS unterscheidet sich heute wie folgt vom TMS:

- Die Aufgabengruppe „Konzentriertes und sorgfältiges Arbeiten“ wurde modifiziert. Die Bearbeitungsregeln und der Zeichensatz werden jährlich verändert, um den Einfluss exzessiven Trainings zu minimieren. Die Anzahl der zu bearbeitenden Zeichen wurde auf 1 600 erhöht. Dieses Konzept findet seit dem Jahr 2007 auch im TMS Anwendung.
- Der Test wird außer in deutscher auch in französischer und italienischer Sprache mit äquivalenten Testformen durchgeführt.
- Weiterhin wird beim EMS auf Einstreuaufgaben verzichtet. Die einzelnen Aufgabengruppen enthalten im EMS mithin weniger Aufgaben als im TMS, und diese sind in entsprechend kürzerer Zeit zu bearbeiten.
- Die Auswertung wurde modifiziert. Neben dem Test-Prozentrang wird für die Differenzierung bei der Zulassungsentscheidung auch ein gemittelter Rangplatz über alle zehn Aufgabengruppen verwendet.

Die Evaluation des EMS zeigt, dass das gesetzlich vorgegebene Ziel der Vorhersage des Studienerfolges erreicht wird – auf einem im internationalen Vergleich gesehen hohen Niveau. Es sollen diejenigen bevorzugt einen Studienplatz erhalten, die auch die besten Chancen haben, das Studium erfolgreich zu beenden. Der Test wird auch zukünftig weiterentwickelt und an ggf. veränderte Studienanforderungen angepasst werden. Interessen und Neigungen für ein Medizinstudium können kein Zulassungskriterium sein – sie sind für den Studienerfolg aber gleichfalls wichtig. Hier empfehlen wir dringend, alle verfügbaren Informationsmöglichkeiten zu nutzen und einen vorhandenen Studienwunsch vor dem Antritt des Studiums ebenfalls zu hinterfragen.

Diese veröffentlichte Originalversion steht auch in französischer und italienischer Sprache zur Verfügung. Da sie genauer dem Typus und dem Schwierigkeitsgrad derjenigen Aufgaben entspricht, die heute im EMS verwendet werden, wurde bisher nur diese Version in den beiden anderen Sprachen veröffentlicht. Da nachgewiesen wurde, dass die Bearbeitung einer veröffentlichten Originalversion wichtig ist, eine exzessive Vorbereitung aber keinen zusätzlichen Nutzen bringt, halten wir die Bearbeitung einer Form für ausreichend. Der modifizierte Test „Konzentriertes und sorgfältiges Arbeiten“ dieser Version wird auf der Seite www.unifr.ch/ztd/ems auch in französischer und italienischer Sprache zur Verfügung gestellt, um eine Chancengleichheit zu gewährleisten.

Zentrum für Testentwicklung und Diagnostik

Universität Freiburg/Schweiz   Prof. Dr. Klaus-D. Hänsgen

Inhaltsverzeichnis

Übersicht über den Aufbau und den zeitlichen Ablauf des TMS

Aufgabengruppe	Aufgabenzahl	Zeitvorgabe
Vormittag: Muster zuordnen	24	22 Min.
Medizinisch-naturwissenschaftliches Grundverständnis	24	60 Min.
Schlauchfiguren	24	15 Min.
Quantitative und formale Probleme	24	60 Min.
Konzentriertes und sorgfältiges Arbeiten	20*	8 Min.
Pause		**(1 Stunde)**
Nachmittag: *Merkfähigkeitstest (Einprägephase)* Figuren lernen Fakten lernen	 20 Lerneinheiten 15 Lerneinheiten	 4 Min. 6 Min.
Textverständnis	24	60 Min.
Merkfähigkeitstest (Reproduktionsphase) Figuren lernen Fakten lernen	 20 20	 5 Min. 7 Min.
Diagramme und Tabellen	24	60 Min.
Gesamttest (ohne Pause)	204	ca. 5 Std.

* 1600 zu bearbeitende Zeichen werden in 20 „Aufgaben" umgerechnet.

ITB
Consulting GmbH

Test für medizinische Studiengänge
TMS

Vormittag

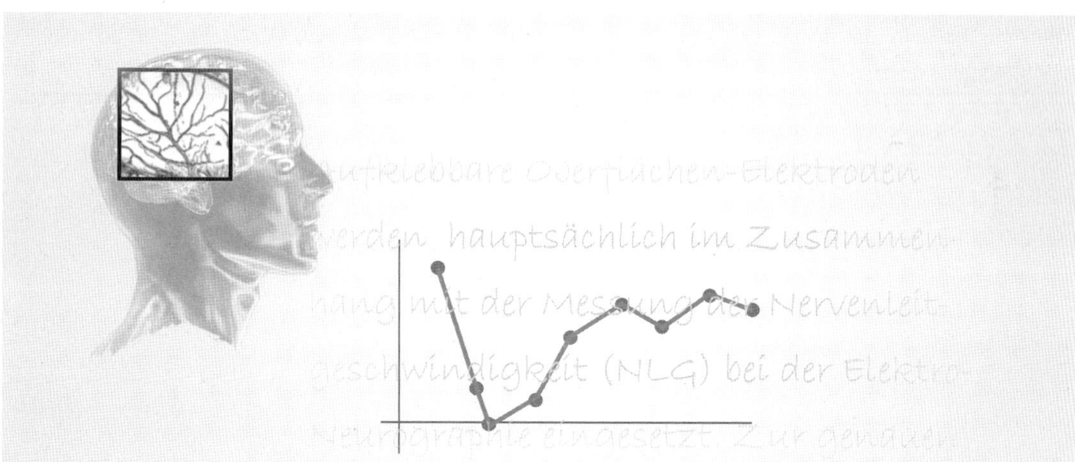

Muster zuordnen **Bearbeitungszeit: 22 Minuten**

In den folgenden Aufgaben wird Ihre Fähigkeit geprüft, Ausschnitte in einem komplexen Bild wiederzuerkennen.

Dazu werden pro Aufgabe ein "Muster" und je fünf "Musterausschnitte" (A) bis (E) vorgegeben. Sie sollen herausfinden, welcher dieser fünf "Musterausschnitte" an irgendeiner beliebigen Stelle deckungsgleich und vollständig auf das "Muster" gelegt werden kann; die "Musterausschnitte" sind weder vergrößert oder verkleinert noch gedreht oder gekippt.

Beispielaufgabe:

"Muster"

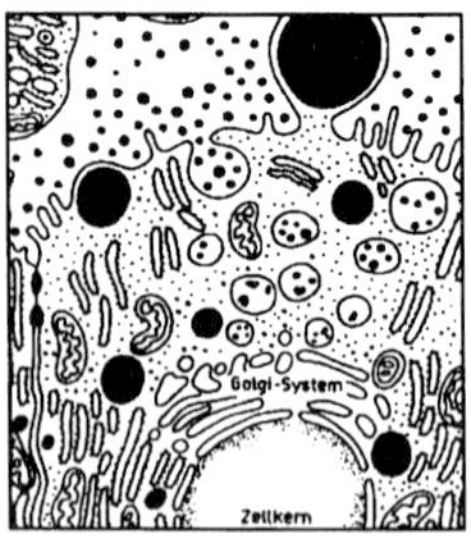

"Musterausschnitte"

(A)

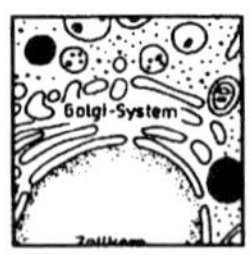

(B)

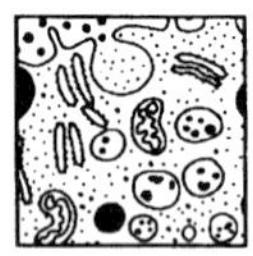

(C)

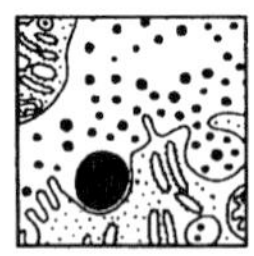

(D)

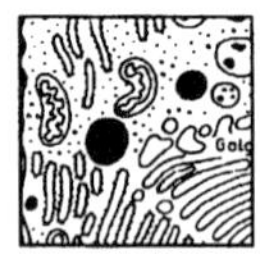

(E)

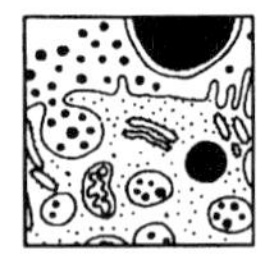

Nur der "Ausschnitt" (A) ist deckungsgleich mit einem Teil des "Musters", und zwar in dessen unterem Bereich, etwa in der Mitte. Die vier übrigen "Musterausschnitte" weisen Abweichungen zu den korrespondierenden Zonen des "Musters" auf. Die Lösung ist somit (A).

Nur die Markierungen auf dem Antwortbogen werden gewertet!

1)

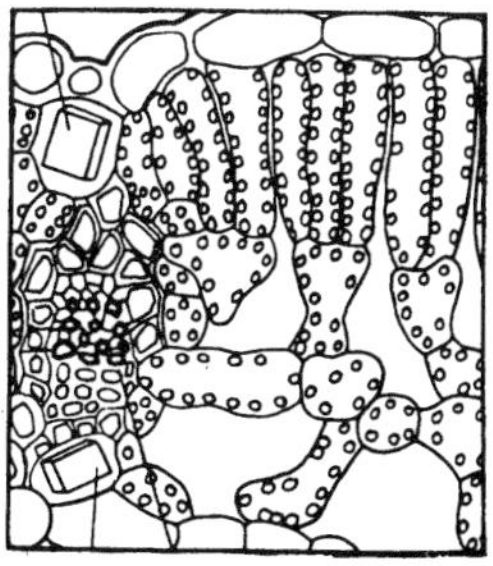

(A) (B) (C) (D) (E)

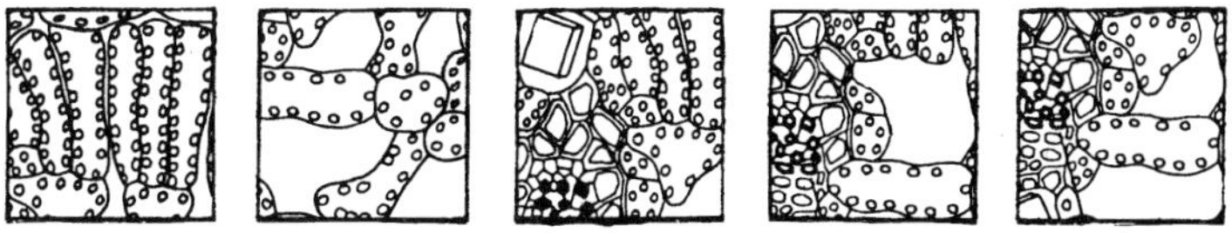

2)

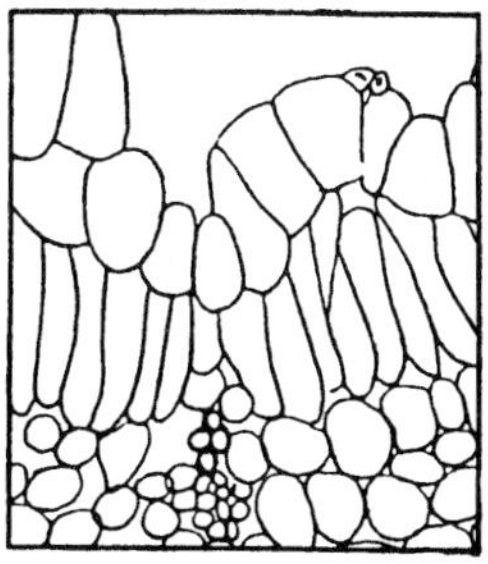

(A) (B) (C) (D) (E)

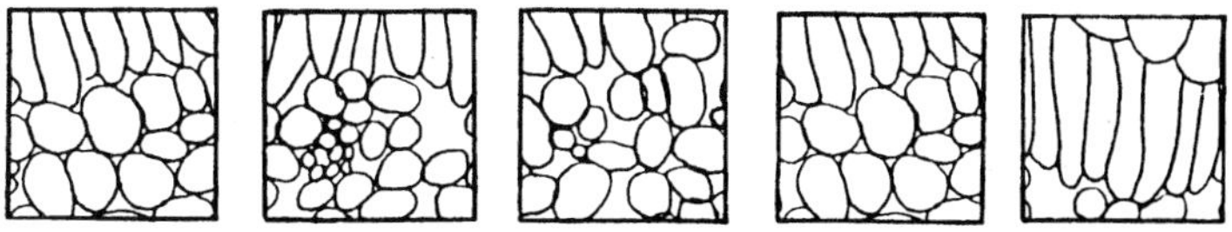

3)

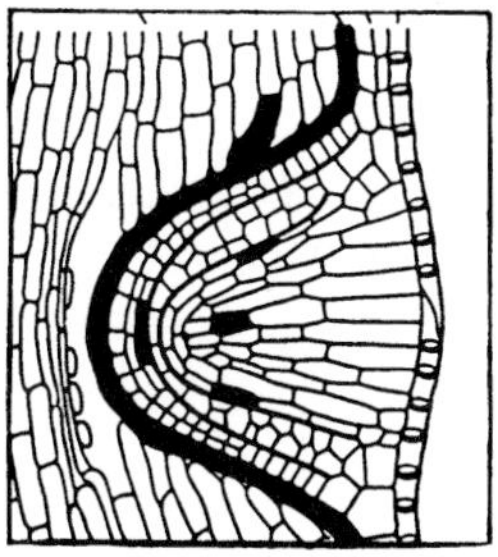

(A) (B) (C) (D) (E)

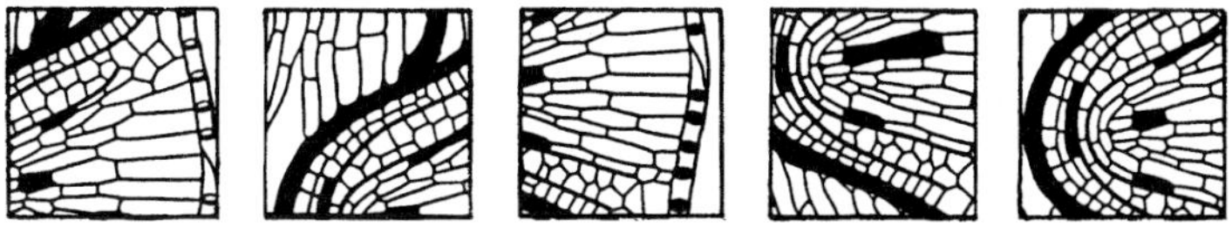

4)

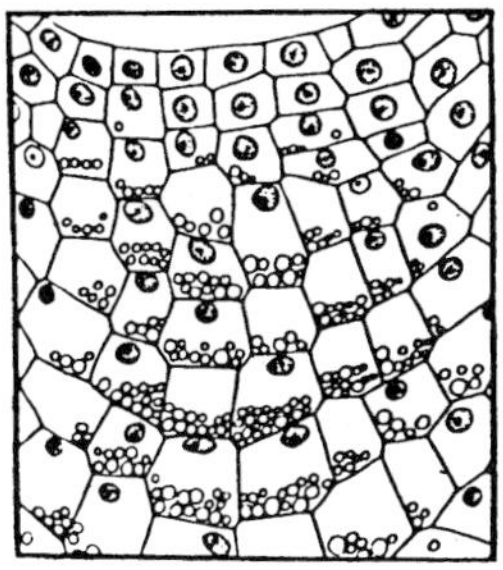

(A) (B) (C) (D) (E)

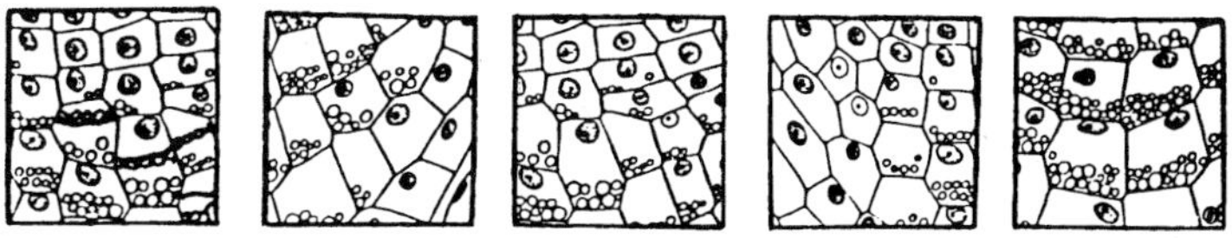

5)

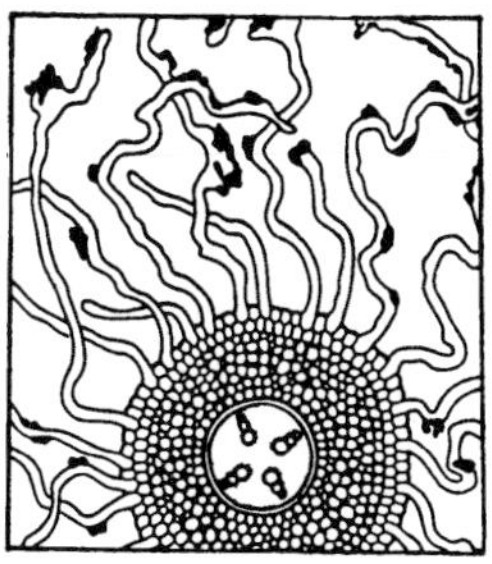

(A) (B) (C) (D) (E)

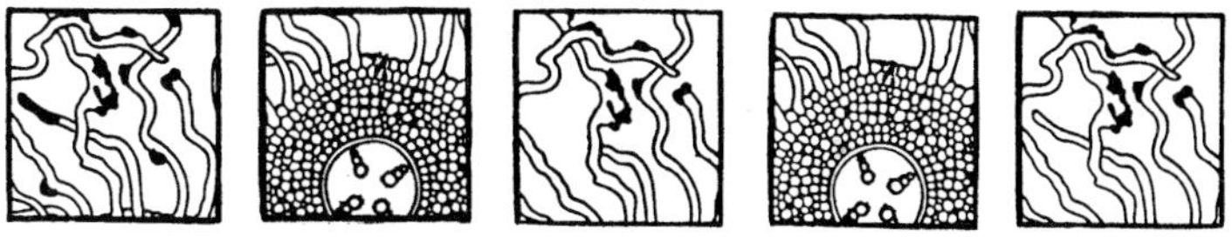

Bitte umblättern und sofort weiterarbeiten!

6)

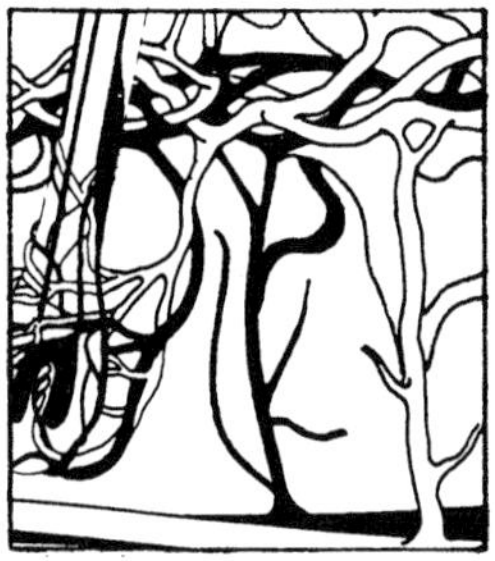

(A)

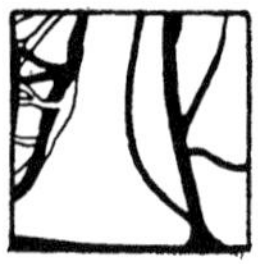

(B)

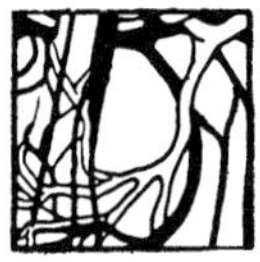

(C)

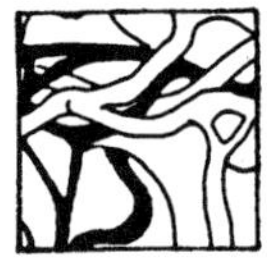

(D)

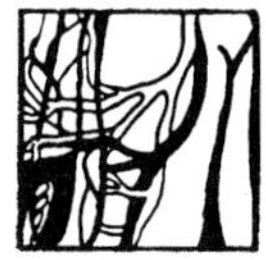

(E)

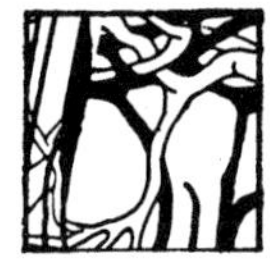

7)

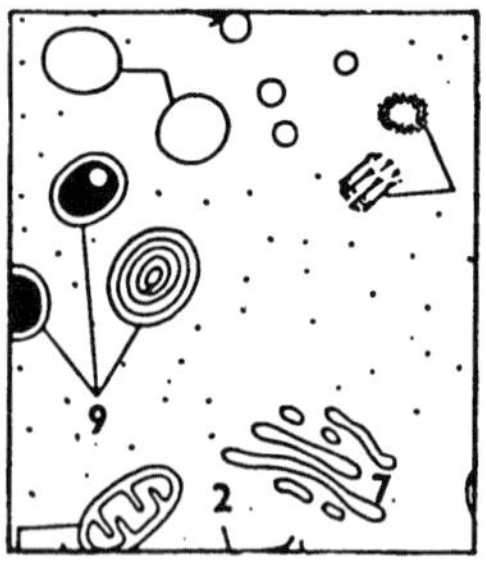

(A)

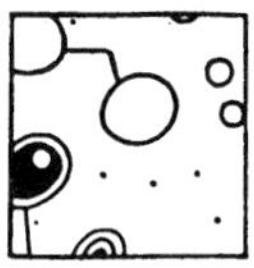

(B)

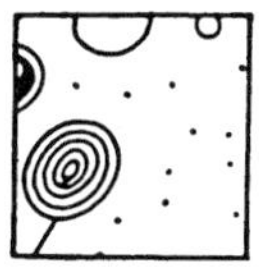

(C)

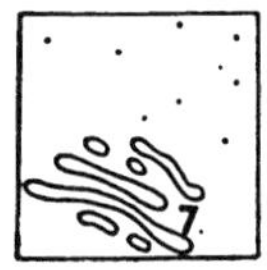

(D)

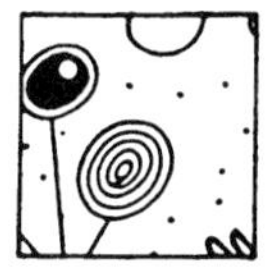

(E)

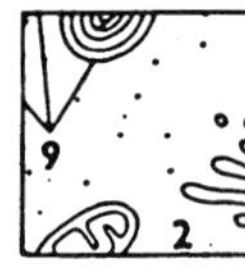

8)

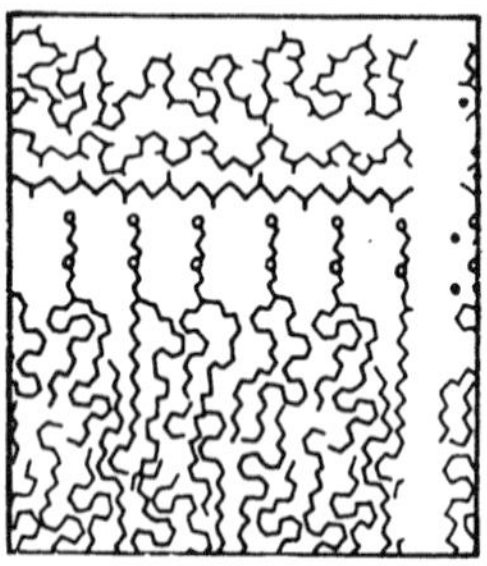

(A)

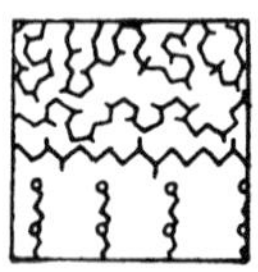

(B)

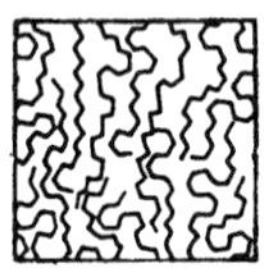

(C)

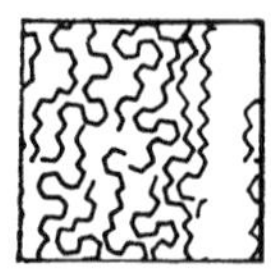

(D)

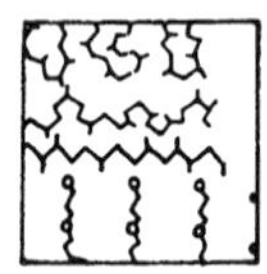

(E)

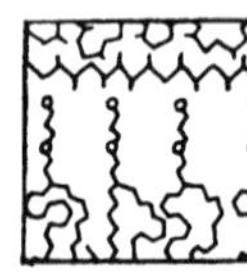

9)

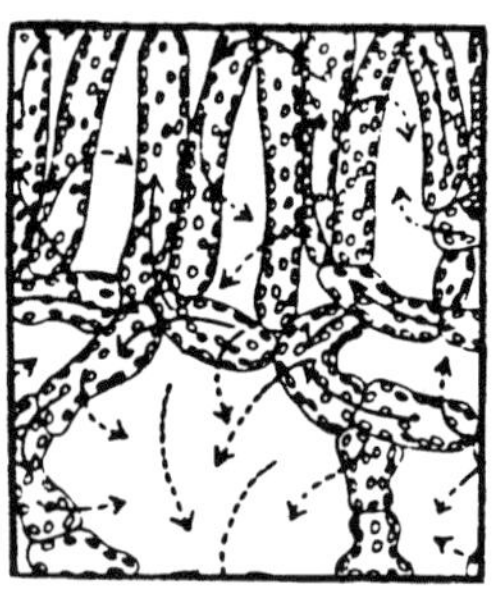

(A)

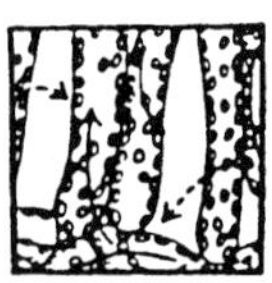

(B)

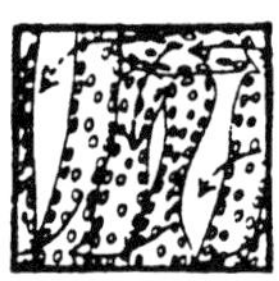

(C)

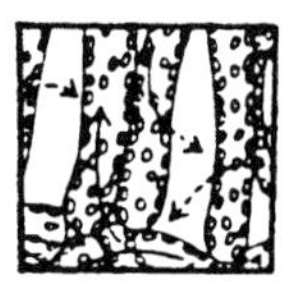

(D)

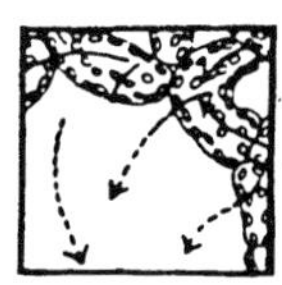

(E)

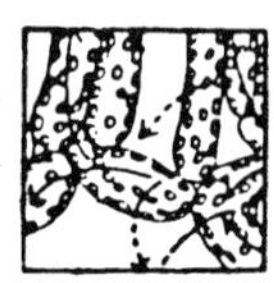

10)

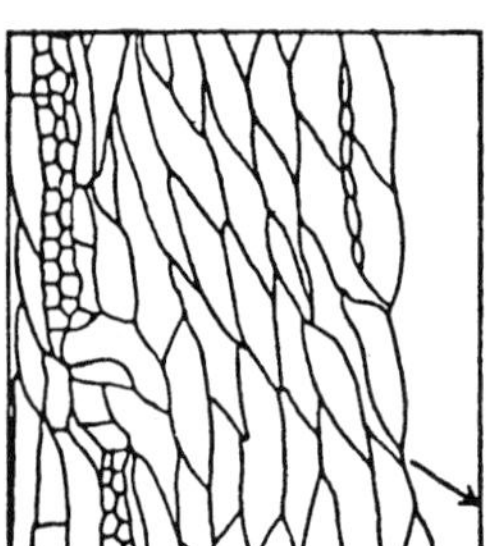

(A)

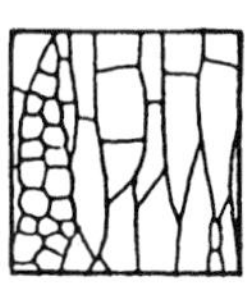

(B)

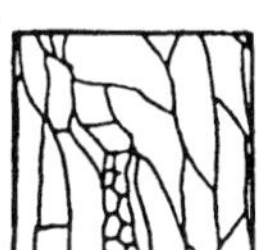

(C)

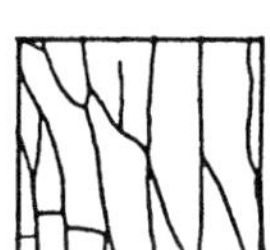

(D)

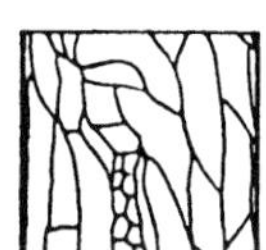

(E)

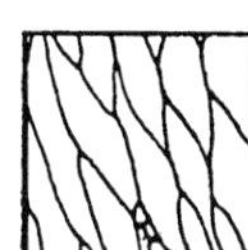

11)

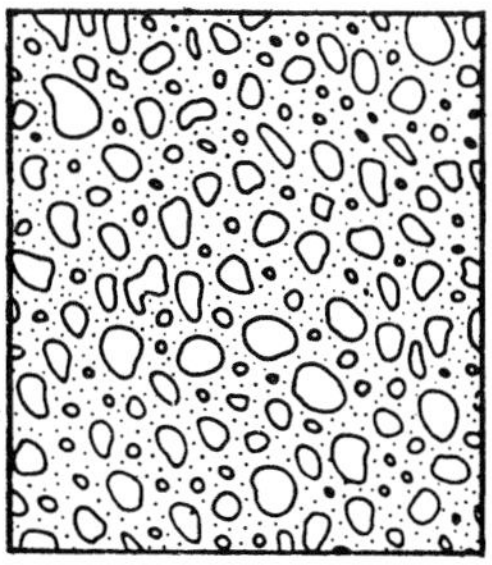

(A) (B) (C) (D) (E)

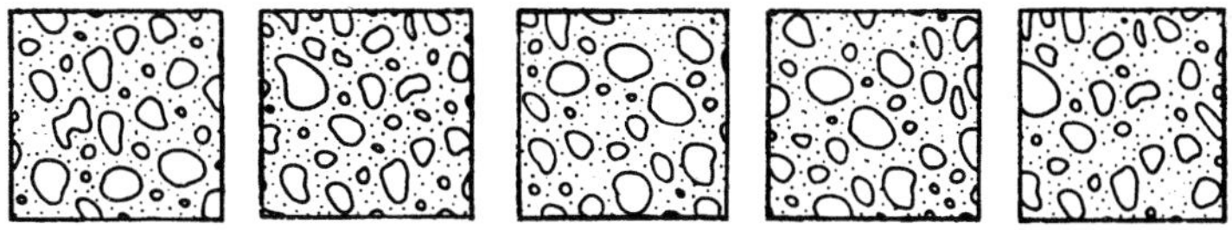

12)

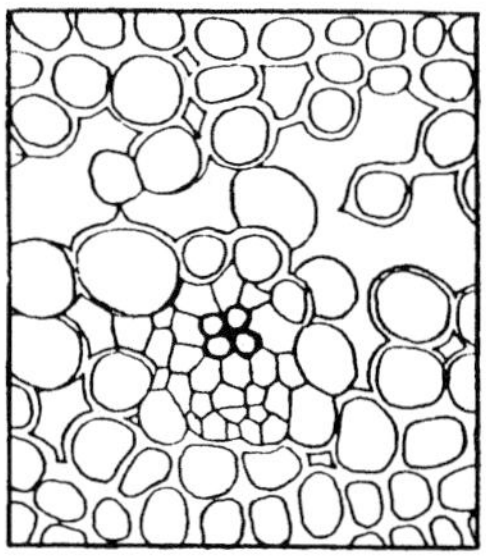

(A) (B) (C) (D) (E)

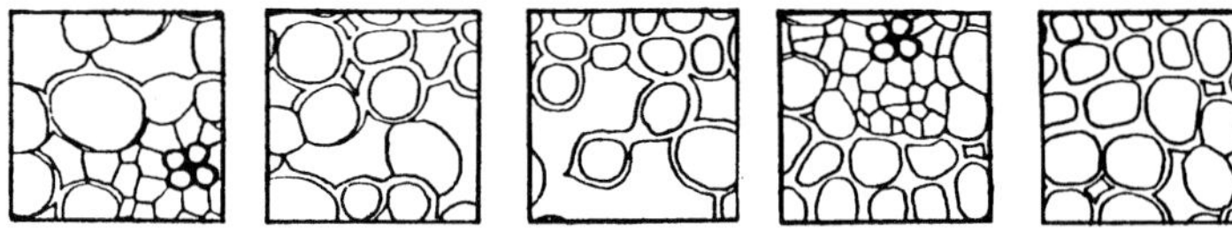

13)

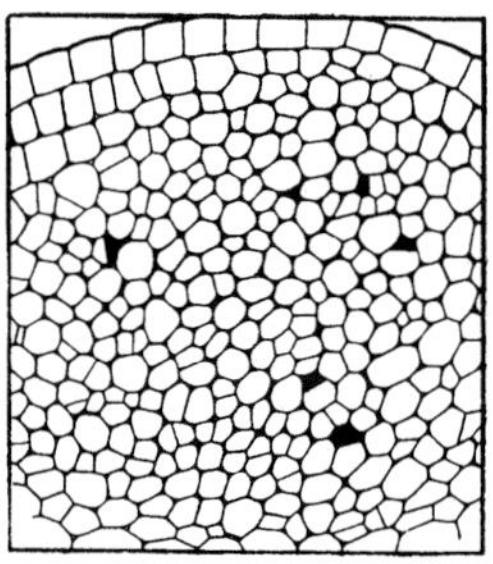

(A) (B) (C) (D) (E)

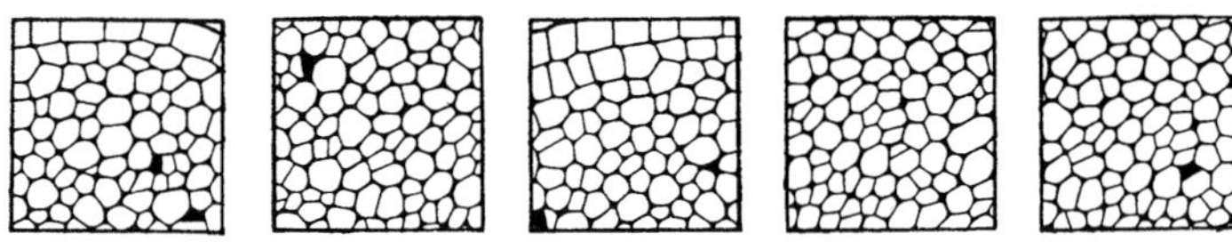

14)

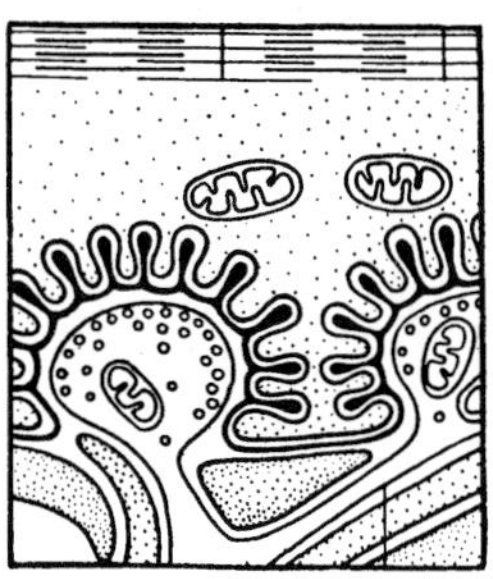

(A) (B) (C) (D) (E)

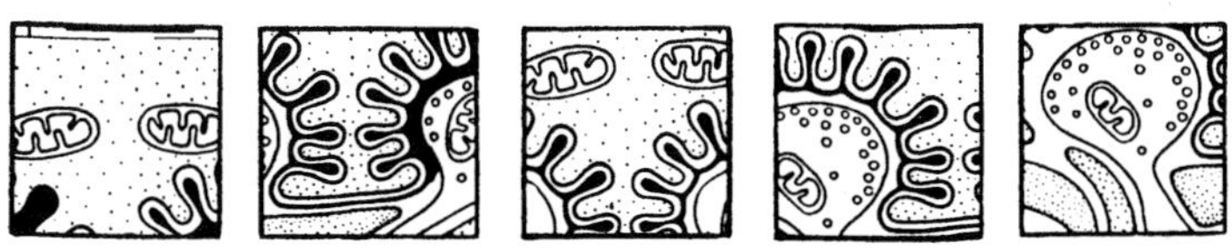

15)

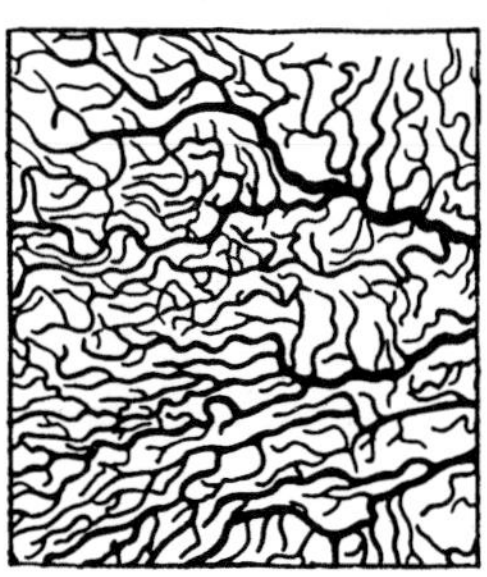

(A) (B) (C) (D) (E)

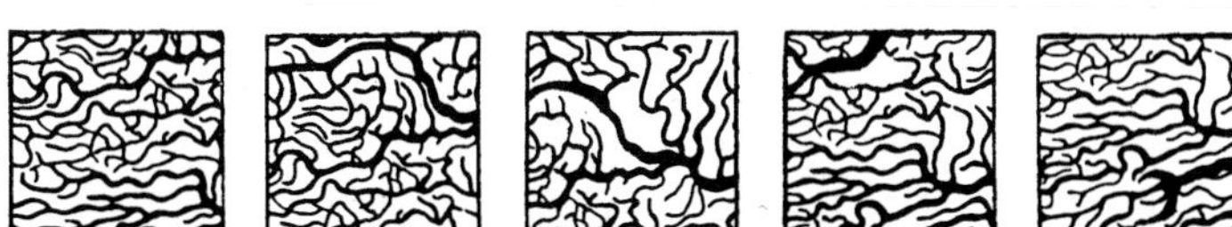

Bitte umblättern und sofort weiterarbeiten!

16)

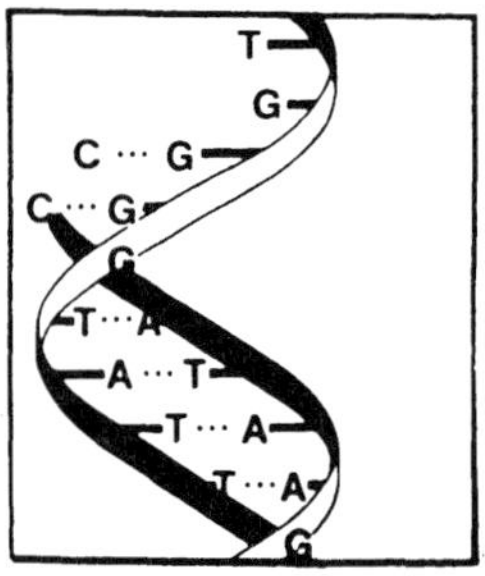

(A) (B) (C) (D) (E)

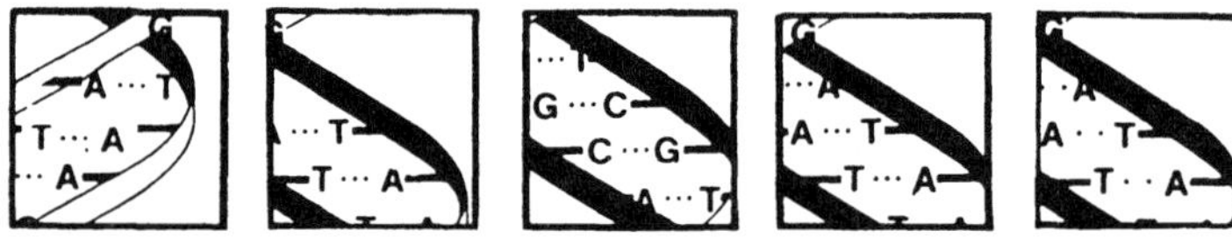

17)

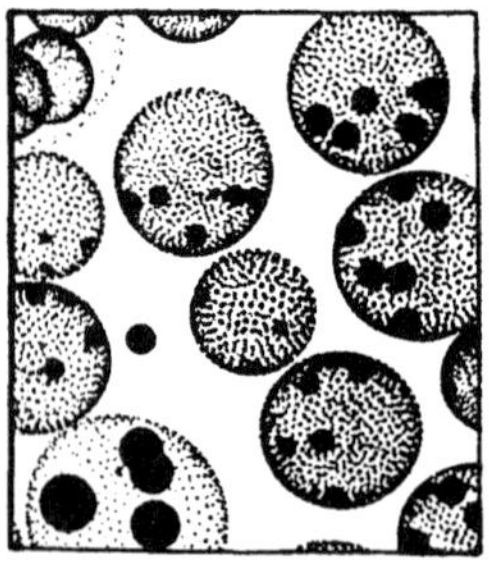

(A) (B) (C) (D) (E)

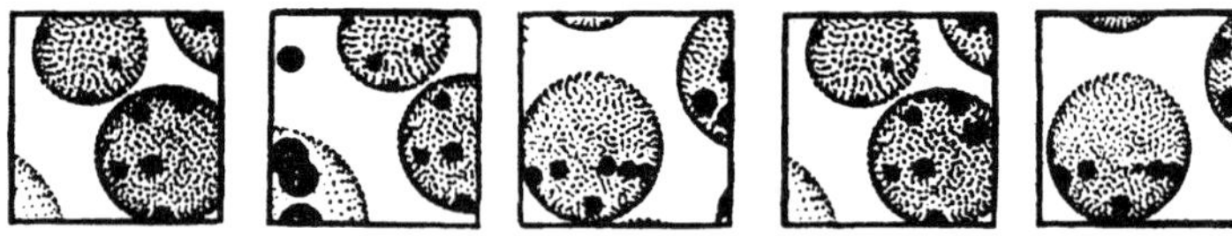

18)

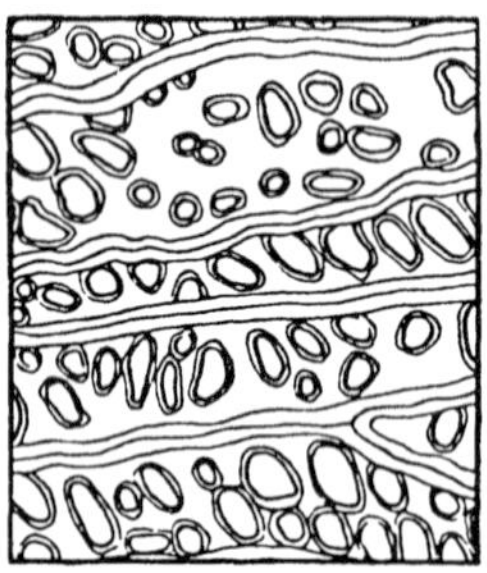

(A) (B) (C) (D) (E)

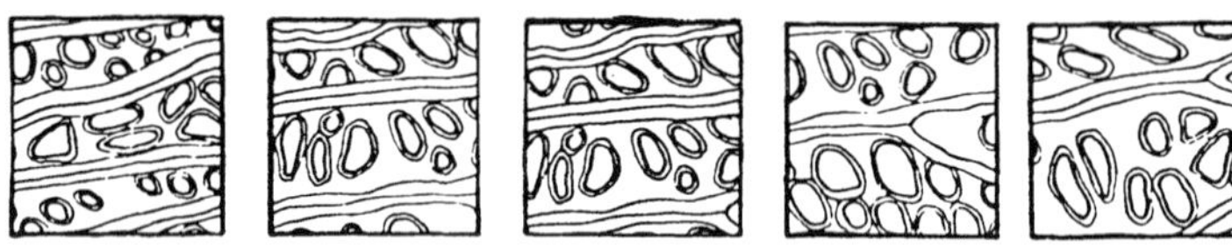

19)

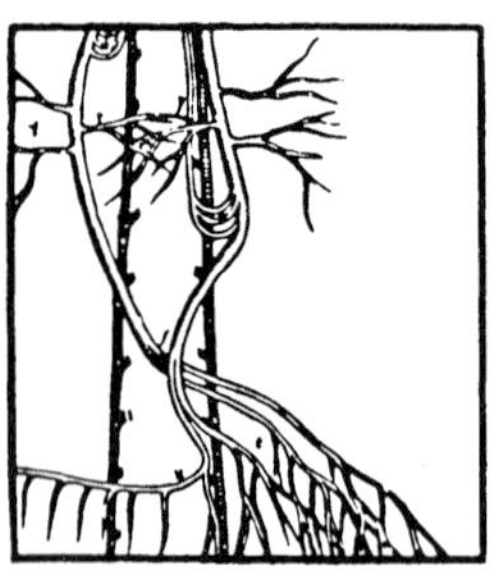

(A) (B) (C) (D) (E)

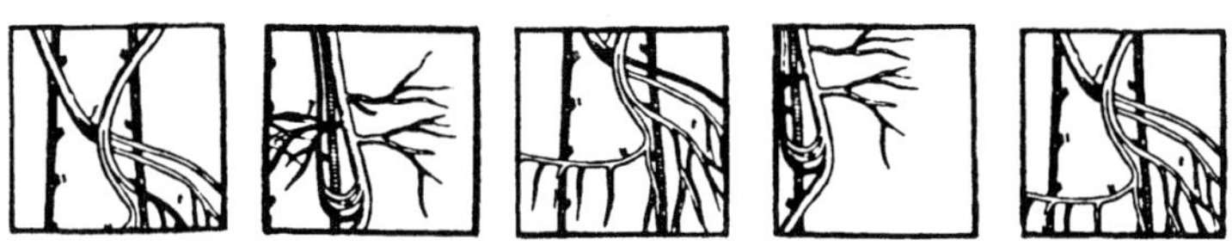

20)

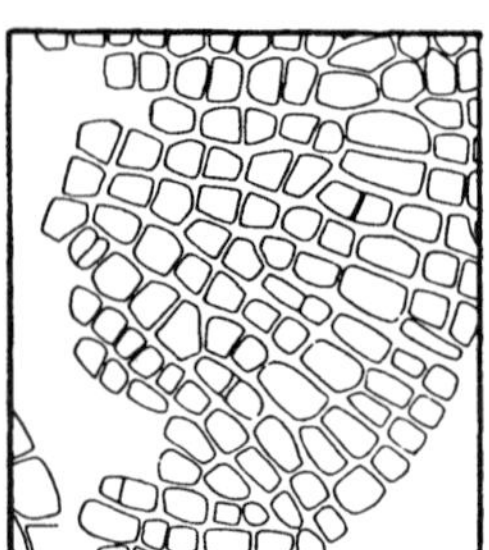

(A) (B) (C) (D) (E)

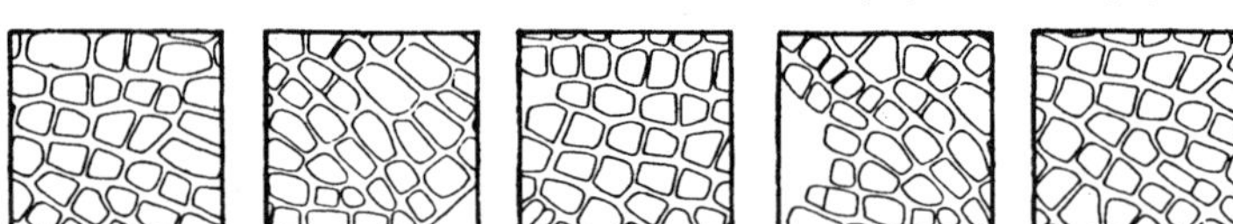

21)

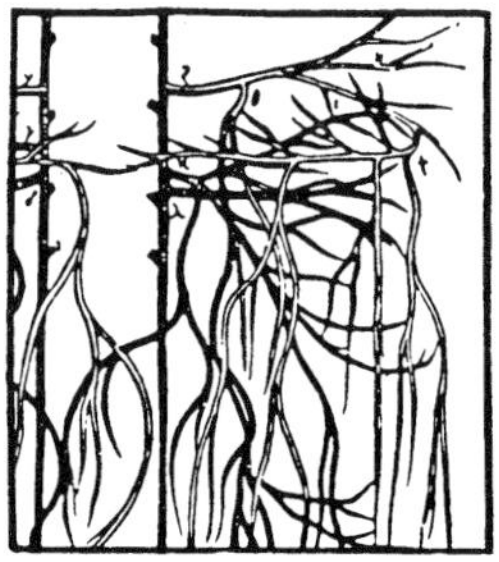

(A) (B) (C) (D) (E)

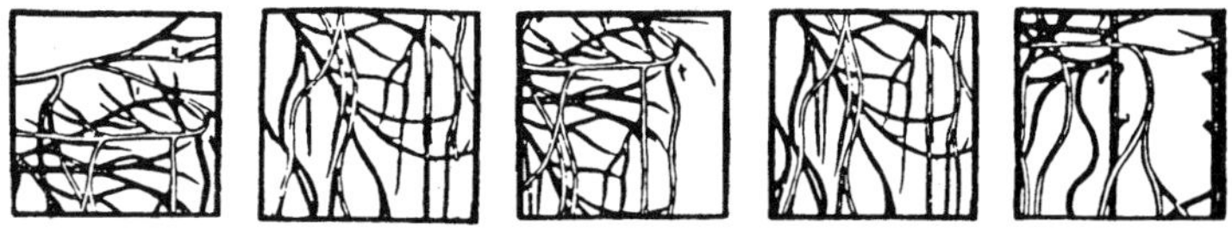

22)

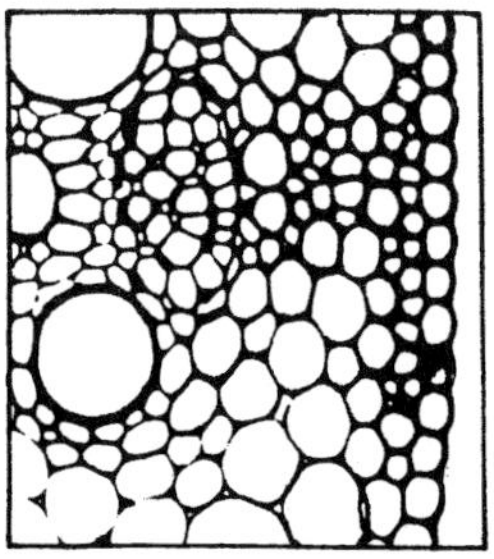

(A) (B) (C) (D) (E)

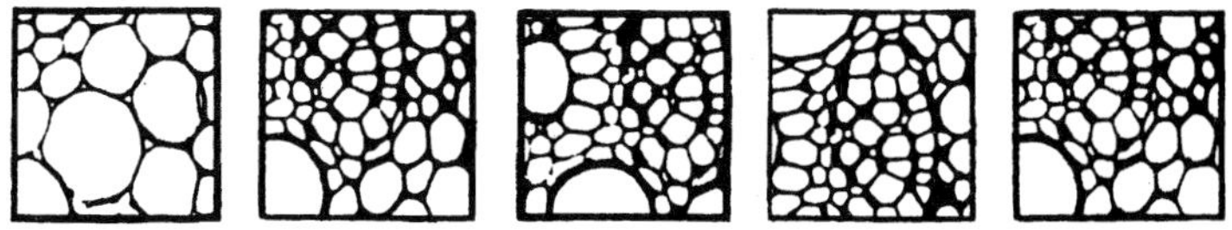

23)

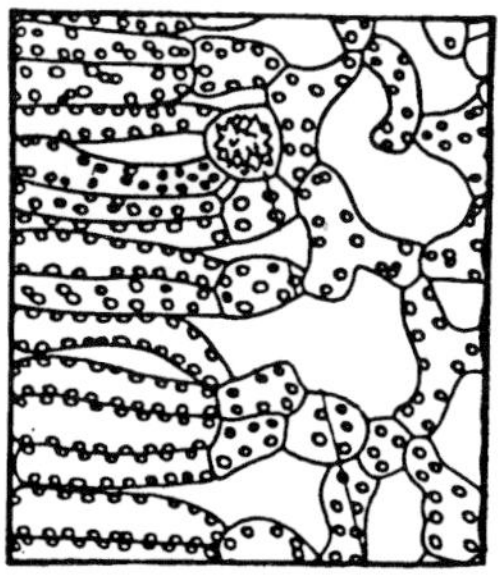

(A) (B) (C) (D) (E)

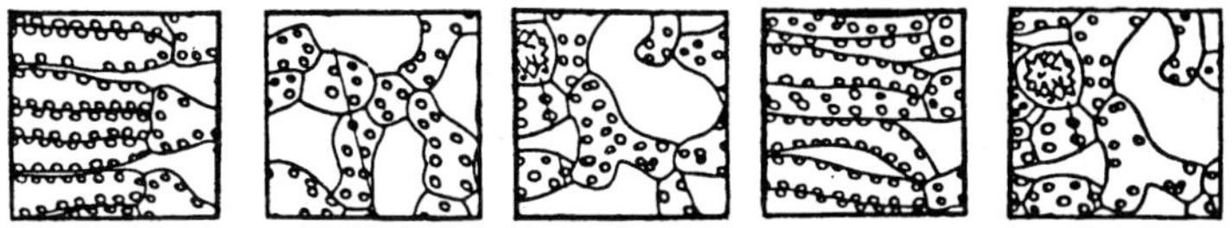

24)

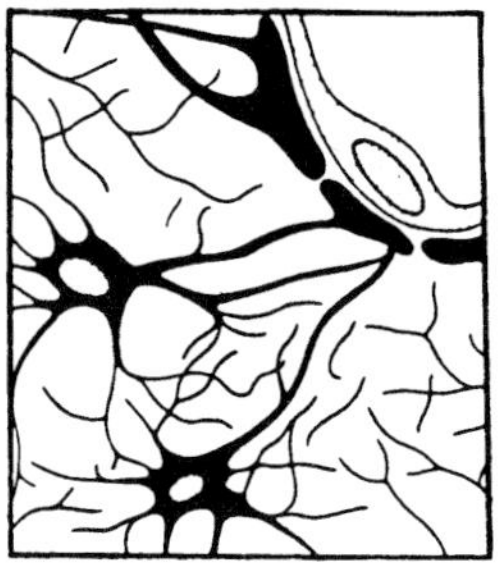

(A) (B) (C) (D) (E)

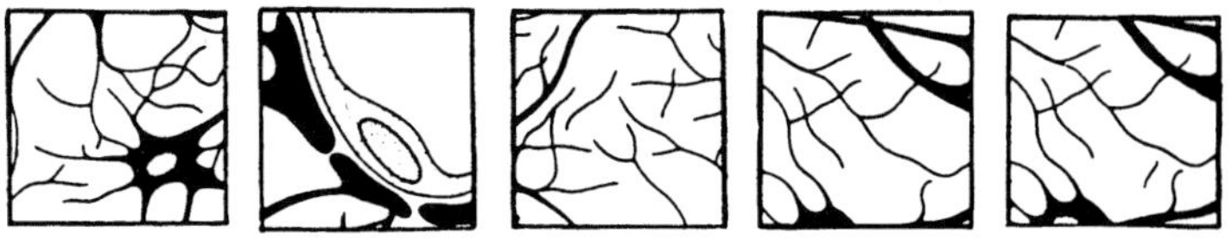

Nicht umblättern! Warten Sie auf das Zeichen des Testleiters!

STOP

Med.-naturwiss. Grundverständnis **Bearbeitungszeit: 60 Minuten**

Die folgenden Aufgaben prüfen das Verständnis für Fragen der Medizin und der Naturwissenschaften.
Markieren Sie auf Ihrem Antwortbogen für jede Aufgabe die richtige Antwort.

25) Man kann beim Menschen drei Formen des Gedächtnisses unterscheiden. Im primären Gedächtnis werden die Informationen nur für einige Sekunden gespeichert; dann müssen sie ins sekundäre Gedächtnis übernommen werden, oder sie werden vergessen. Im sekundären Gedächtnis verbleiben sie je nach Form der Information und Übung einige Minuten bis Jahre. Bei langzeitiger, häufiger Übung kann die Information in das tertiäre Gedächtnis übernommen werden. Hier ist die Verankerung so fest, daß es praktisch kein Vergessen gibt. Die dort gespeicherten Informationen sind sehr schnell abrufbar.

Wenn bei einem erwachsenen Patienten durch eine Krankheit der Übergang vom primären in das sekundäre Gedächtnis schwer gestört ist, welche der folgenden Aussagen trifft dann auf ihn zu?

(A) Die im sekundären Gedächtnis gespeicherten Informationen sind nicht mehr abrufbar.
(B) Nahe Verwandte können mit großer Wahrscheinlichkeit nicht mehr erkannt werden.
(C) In früher Kindheit erworbene Fertigkeiten, die später wiederholt angewandt wurden, können nicht mehr ausgeübt werden.
(D) Der Erwerb neuer Fertigkeiten, z.B. das Erlernen einer neuen Sprache, ist nicht mehr möglich.
(E) Das sofortige Nachsprechen von einzelnen Wörtern ist nicht mehr möglich.

26) An der Vorbereitung und Ausführung willkürlicher Bewegungen sind verschiedene Teile des zentralen Nervensystems in bestimmter Reihenfolge beteiligt: Der Antrieb der Bewegung kommt von den Motivationsarealen der Hirnrinde. Die Assoziationshirnrinde entwickelt dann einen Plan, mit welcher Bewegung das gewünschte Ziel erreicht werden kann. Das Kleinhirn und tief gelegene Hirnkerne müssen nun ein Programm entwickeln, wie die verschiedenen Muskeln zu aktivieren sind, um z.B. die Hand aus der Position, in der sie sich gerade befindet, zu dem angestrebten Ziel zu bringen. Die motorische Hirnrinde entwickelt daraus das fertige Erregungsmuster, das nun zu den motorischen Nervenzellen des Rückenmarks geschickt wird, die schließlich die Information an die Muskeln weitergeben. In der motorischen Hirnrinde ist jede Körperregion in einem umschriebenen Gebiet repräsentiert.
Ein Patient kann nach einer Hirnverletzung das Bein trotz stärkster Anstrengung nicht mehr bewegen, während er die Hand weiterhin ungestört gebrauchen kann.

Welcher Hirnteil ist aller Wahrscheinlichkeit nach verletzt?

(A) das Kleinhirn
(B) die Assoziationshirnrinde
(C) die motorische Hirnrinde
(D) die Motivationsareale der Hirnrinde
(E) tief gelegene Hirnkerne

27) Bei jeder Kontraktion des Herzens wird Blut aus der linken Herzhälfte in die Aorta befördert. Von dort wird es in die Arterien geleitet, die sich zu Arteriolen verzweigen; die Arteriolen wiederum gehen in das feinverzweigte Kapillarnetz über. Das Blut aus den Kapillaren wird in den Venen gesammelt und schließlich durch die große Hohlvene in die rechte Herzhälfte geleitet. Gegen die Blutströmung wirkt der Strömungswiderstand. Er ist umso größer, je kleiner der Radius eines Gefäßes ist. Der Gesamtwiderstand hintereinandergeschalteter Gefäße ist nach dem ersten Kirchhoffschen Gesetz gleich der Summe aller Einzelwiderstände. Die Arteriolen haben die Fähigkeit, sich zu kontrahieren.

Wie verändert sich der Widerstand der Arteriolen bzw. der Gesamtwiderstand der Gefäße, wenn sich die Arteriolen kontrahieren?

(A) Der Widerstand der Arteriolen erhöht sich und damit auch der Gesamtwiderstand der Gefäße.
(B) Der Widerstand der Arteriolen verringert sich und damit auch der Gesamtwiderstand der Gefäße.
(C) Es verringert sich lediglich der Widerstand der Arteriolen; der Gesamtwiderstand der Gefäße bleibt gleich.
(D) Es erhöht sich lediglich der Widerstand der Arteriolen; der Gesamtwiderstand bleibt gleich.
(E) Der Widerstand der Arteriolen erhöht sich, wobei sich der Gesamtwiderstand der Gefäße verringert.

28) Die normale Lebensdauer der roten Blutkörperchen beträgt 120 Tage. Aus nicht mehr lebensfähigen roten Blutkörperchen entsteht durch den Abbau von Hämoglobin (roter Blutfarbstoff) der Gallenfarbstoff Bilirubin. Zunächst ist das Bilirubin unkonjugiert und nicht wasserlöslich und somit auch nicht nierengängig. In der Leber wird Bilirubin dann mit Glucuronsäure konjugiert und kann so über die Gallenwege und die Nieren ausgeschieden werden.

Bei genetisch bedingter Verkürzung der Lebensdauer der roten Blutkörperchen ist die Leber durch übermäßig anfallendes Bilirubin überlastet. Welche Befunde sind in einem solchen Fall hinsichtlich des unkonjugierten Bilirubins zu erwarten?

(A) Unkonjugiertes Bilirubin ist im Blut erhöht und im Urin nachweisbar.
(B) Unkonjugiertes Bilirubin ist im Blut erhöht und im Urin nicht nachweisbar.
(C) Unkonjugiertes Bilirubin ist im Blut erniedrigt und im Urin nicht nachweisbar.
(D) Unkonjugiertes Bilirubin ist im Blut erniedrigt und im Urin nachweisbar.
(E) (Keine der Aussagen A bis D ist aus der vorgegebenen Information ableitbar.)

Bitte umblättern und sofort weiterarbeiten!

29) Man spricht von aktiver Immunisierung, wenn der menschliche Organismus nach Injektion eines Erregers oder eines Erregergiftes sogenannte Antikörper (spezifische Eiweißkörper) gegen die injizierten Fremdkörper bildet. Bei der passiven Immunisierung erhält der menschliche Organismus die von einem anderen, entweder tierischen oder menschlichen Organismus vorgebildeten Antikörper.

Welche der folgenden Aussagen läßt sich aus dieser Information ableiten?

(A) Bei akuter Infektionsbedrohung ist die aktive Immunisierung vorzuziehen, um einen schnellen Schutz zu gewährleisten.
(B) Die Injektion von abgeschwächtem Gift des Tetanuserregers ist eine passive Immunisierung.
(C) Die Injektion von abgeschwächten Tuberkuloseerregern ist eine aktive Immunisierung.
(D) Die passive Immunisierung entspricht eher dem physiologischen Verhalten des Organismus als die aktive.
(E) Nach erfolgter Ansteckung sind beide Arten der Immunisierung sinnlos.

30) Da nur Monosaccharide im Dünndarm resorbiert, d.h. ins Blut aufgenommen werden können, müssen in der Nahrung enthaltene Di- und Polysaccharide zunächst im Darm zerlegt werden. Das Disaccharid Milchzucker z.B. wird mit Hilfe des Enzyms Lactase in die Monosaccharide Glucose und Galaktose gespalten. Zur Überprüfung der Enzymaktivität wird eine bestimmte Menge Milchzucker verabreicht und anschließend die Glucosekonzentration im Blut kontrolliert (Test 1). Die Resorptionsfähigkeit des Darmes wird dagegen häufig anhand des Monosaccharids Xylose überprüft. Nach oraler Gabe einer bestimmten Menge Xylose wird die Xyloseausscheidung im Urin festgestellt, die mit wachsender Xylosekonzentration im Blut ansteigt (Test 2).

Bei einem Patienten ergibt Test 1 einen Blutglucoseanstieg, Test 2 keine Xyloseausscheidung im Urin. Was läßt sich aus diesem Befund schließen?

(A) Die Enzymaktivität und die Xyloseresorptionsfähigkeit des Darmes sind gestört.
(B) Nur die Xyloseresorptionsfähigkeit des Darmes ist gestört.
(C) Nur die Enzymaktivität im Darm ist gestört.
(D) Weder die Enzymaktivität noch die Xyloseresorptionsfähigkeit sind gestört.
(E) (Die vorliegenden Befunde lassen keine Deutung hinsichtlich der Enzymaktivität und der Xyloseresorptionsfähigkeit zu.)

31) Ausgesprochene Langtagpflanzen (L) blühen nur, wenn es am Tag länger als 12 Stunden hell ist, Kurztagpflanzen (K) nur, wenn es weniger als 12 Stunden hell ist. Tagsüber eingestreute kurze Dunkelphasen (z.B. durch Abdecken) stören das Blühen nicht. Nachts eingestreute kurze Hellphasen (z.B. durch künstliche Beleuchtung) ermöglichen das Blühen von Langtagpflanzen auch bei weniger als 12 Stunden Tageslicht, verhindern aber das Blühen von Kurztagpflanzen.

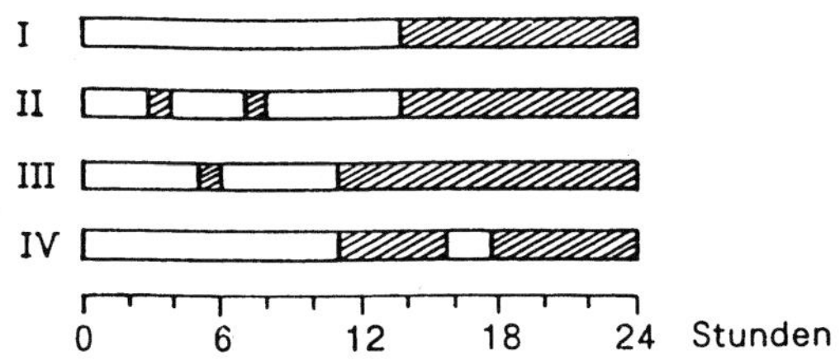

Das obige Schema zeigt vier unterschiedliche Kombinationen (I bis IV) von Hell- und Dunkelphasen (letztere schraffiert) über jeweils einen Tag verteilt.

Welches Blühverhalten der Kurz- und Langtagpflanzen (A, B, C, D oder E) entspricht diesem Schema, wenn Blühen mit + und Nicht-Blühen mit – bezeichnet wird?

	K	L	K	L	K	L	K	L	K	L
I.	–	+	–	+	–	+	–	+	+	–
II.	+	–	–	+	–	+	+	–	–	+
III.	+	–	–	–	+	–	–	+	+	–
IV.	+	–	–	–	–	+	–	+	–	–
	(A)		(B)		(C)		(D)		(E)	

Bitte umblättern und sofort weiterarbeiten!

32) Erythropoetin ist ein Hormon, das in der Niere gebildet und bei mangelnder Sauerstoffversorgung der Niere ins Blut ausgeschüttet wird. Eine Steigerung der Erythropoetinkonzentration im Blut stimuliert die Bildung von Erythrozyten (roten Blutkörperchen) im Knochenmark. Die Aufgabe der Erythrozyten besteht vor allem im Transport des von der Lunge aufgenommenen Sauerstoffs ins Gewebe und in die Organe.

Welche der nachfolgenden drei Aussagen läßt bzw. lassen sich aus dieser Information ableiten?

I. Blutverlust bei einer Verletzung kann zu einer verstärkten Ausschüttung von Erythropoetin ins Blut führen.
II. Sauerstoffmangel führt in der Regel zu einer Verringerung der Erythrozytenzahl.
III. Ein Anstieg der Erythropoetinkonzentration im Blut kann auf eine Durchblutungsstörung in der Niere hinweisen.

(A) Nur Aussage I läßt sich ableiten.
(B) Nur Aussage II läßt sich ableiten.
(C) Nur Aussage III läßt sich ableiten.
(D) Nur die Aussagen I und II lassen sich ableiten.
(E) Nur die Aussagen I und III lassen sich ableiten.

33) Die Menge der Stoffwechsel-Endprodukte einschließlich Farbstoff, die der gesunde erwachsene Mensch im Verlauf von 24 Stunden im Harn ausscheidet, ist konstant; ihre Dichte liegt über der des Wassers. Unterschiedlich ist die pro Tag ausgeschiedene Harnmenge, da sie von der pro Tag aufgenommenen Flüssigkeit (ca. 1-1,5 l) und der auf andere Weise als durch die Nieren (z.B. durch Schweißabgabe) ausgeschiedenen Flüssigkeitsmenge abhängt.

Welche Beschaffenheit hat der Harn nach einer Bergwanderung im Hochsommer bei einer Flüssigkeitsaufnahme von 1,5 l?

(A) Die Dichte ist relativ hoch, der Harn ist wenig gefärbt.
(B) Die Dichte ist relativ hoch, der Harn ist stark gefärbt.
(C) Die Dichte ist relativ niedrig, der Harn ist wenig gefärbt.
(D) Die Dichte ist relativ niedrig, der Harn ist stark gefärbt.
(E) (Die Angaben reichen zur Beantwortung der Frage nicht aus.)

34) Unter der Wirkung des Hormons Aldosteron kommt es in der Niere zu vermehrter Natriumrückaufnahme aus dem Primärharn, dessen Endprodukt schließlich als Endharn ausgeschieden wird. Die Substanz Spironolacton verdrängt das Aldosteron von seinen Rezeptorstellen, ohne seine Wirkung nachzuahmen. Natriumionen sind osmotisch aktiv und erhöhen mit steigender Konzentration das Endharnvolumen.

Welche der folgenden Aussagen läßt sich daraus ableiten?

(A) Spironolacton vermindert das Endharnvolumen.
(B) Aldosteron erhöht die Natriumkonzentration im Endharn.
(C) Spironolacton hat keinen Einfluß auf das Endharnvolumen.
(D) Spironolacton erhöht das Endharnvolumen.
(E) Aldosteron erhöht das Endharnvolumen.

35) Die vier wichtigsten menschlichen Blutgruppen (A, B, AB und 0) unterscheiden sich durch spezifische Oberflächeneigenschaften der roten Blutkörperchen (Erythrozyten) und durch bestimmte Antikörper im Blutserum, mit denen Erythrozyten aus dem Blut anderer Blutgruppen zerstört werden. Die Erythrozyten der Blutgruppe A besitzen die Eigenschaft A, im Blutserum finden sich Antikörper gegen Erythrozyten der Blutgruppe B. Die Erythrozyten der Blutgruppe B besitzen die Eigenschaft B, und im Blutserum finden sich Antikörper gegen Erythrozyten der Blutgruppe A. Bei der Blutgruppe AB findet man Erythrozyten mit der Eigenschaft A und solche mit der Eigenschaft B, und im Blutserum sind keine Antikörper enthalten. Die Erythrozyten der Blutgruppe 0 zeigen keine entsprechenden Oberflächeneigenschaften, im Serum sind jedoch Antikörper gegen die Erythrozyten der Blutgruppen A und B enthalten.

Zur Blutgruppenbestimmung werden die Erythrozyten einer Testperson nacheinander mit dem Blutserum verschiedener Blutgruppen gemischt: Während bei Mischung mit dem Serum der Blutgruppe A keine Reaktion auftritt, werden die Erythrozyten der Testperson bei der Mischung sowohl mit Blutserum der Blutgruppe B als auch mit Blutserum der Blutgruppe 0 zerstört. Welcher Blutgruppe gehört die Testperson an?

(A) Blutgruppe A
(B) Blutgruppe B
(C) Blutgruppe AB
(D) Blutgruppe 0
(E) (Die Ergebnisse erlauben keine eindeutige Zuordnung.)

36) Das Hormon Insulin entsteht in der Bauchspeicheldrüse aus Proinsulin durch Abspaltung eines C-Peptids; Insulin und C-Peptid werden ins Blut ausgeschüttet. Ein erhöhter Blutzuckerspiegel führt zu verstärkter Insulinproduktion, wodurch der Blutzuckerspiegel wieder normalisiert wird. Daneben bewirkt Insulin den Transport von Kalium aus dem Blut ins Gewebe. Das ebenfalls in der Bauchspeicheldrüse gebildete Hormon Glucagon hat hinsichtlich der Beeinflussung des Blutzuckerspiegels eine dem Insulin entgegengesetzte Wirkung. Das klinische Bild eines stark erniedrigten Blutzuckerspiegels kann durch verstärkte Insulinproduktion in der Bauchspeicheldrüse entstehen, aber auch durch übermäßige Insulinzufuhr von außen, wie sie bei sich selbst Insulin spritzenden Zuckerkranken vorkommt.

Welcher der nachfolgenden Konzentrationswerte ist geeignet, zwischen vermehrter Insulinproduktion und übermäßiger Insulinzufuhr von außen zu unterscheiden?

(A) Blutzuckerkonzentration
(B) Glucagonkonzentration im Blut
(C) Kaliumkonzentration im Gewebe
(D) C-Peptidkonzentration im Blut
(E) Kaliumkonzentration im Blut

Bitte umblättern und sofort weiterarbeiten!

37) Zum Aufbau ihrer Stützskelette aus Kalk ($CaCO_3$) entziehen bestimmte Korallenarten dem Meerwasser Hydrogencarbonat (HCO_3^-), welches sich durch Reaktion des in der Luft enthaltenen Kohlendioxids (CO_2) mit dem Meerwasser bildet; das benötigte Calcium (Ca) entnehmen die Korallen ihrer Nahrung. Das Wachstum der aus Korallenkalk bestehenden Riffe und Atolle ist von lokalen Wasserströmungen abhängig: Auf der strömungsabgewandten Seite des Enlwetok-Atolls werden z.B. 0,8 kg und auf der strömungszugewandten Seite 4 kg Korallenkalk pro m^2 im Jahr abgelagert.

Welche der nachfolgenden vier Aussagen lassen sich daraus ableiten?

I. Die Kalkablagerungen der Korallenriffe enthalten Kohlenstoff (C) aus der Luft.
II. Bei günstigen Strömungsverhältnissen kann die Kalkablagerungsmenge das Fünffache der Menge erreichen, die bei ungünstigen Strömungsverhältnissen entsteht.
III. Korallen entnehmen dem Meerwasser gelösten Kalk zum Aufbau ihrer Stützskelette.
IV. Riffbildende Korallen bewirken einen Anstieg des CO_2-Gehalts in wassernahen Luftschichten.

(A) Nur die Aussagen I und II lassen sich ableiten.
(B) Nur die Aussagen II und III lassen sich ableiten.
(C) Nur die Aussagen I, II und III lassen sich ableiten.
(D) Nur die Aussagen I, II und IV lassen sich ableiten.
(E) Alle vier Aussagen lassen sich ableiten.

38) Die Compliance der Lunge ist ein Maß für die Dehnbarkeit des Lungengewebes. Sie ist definiert als die Volumenänderung der Lunge in Abhängigkeit von der Änderung des intrapleuralen Druckes (negativer Druck (Sog) zwischen den beiden Blättern des Brustfells). So ist beim gesunden Menschen eine Vergrößerung des intrapleuralen Druckes um eine Druckeinheit zu einer Dehnung der Lunge um 200 ml erforderlich. Dies entspricht einer Compliance von 200 ml/Druckeinheit.

Bei einem Patienten ergibt sich eine Lungendehnung gleichen Ausmaßes bei einer Vergrößerung des intrapleuralen Druckes um eineinhalb Druckeinheiten. Was läßt sich aus diesem Befund anhand der obigen Information schließen?

(A) Die Werte sind fehlerhaft, da bei gleicher Dehnung die Druckänderung immer dieselbe sein muß.
(B) Die Compliance des Lungengewebes ist geringer als normal.
(C) Die Compliance des Lungengewebes ist normal.
(D) Die Compliance des Lungengewebes ist größer als normal.
(E) Es liegt ein krankhafter Prozeß an den Blättern des Brustfells vor.

39) Ist der Cholesterinspiegel im Blut über die Norm erhöht, dann besteht für den betreffenden Menschen ein gesteigertes Risiko, einen Herzinfarkt zu erleiden. Das Cholesterin im Blut stammt zum Teil aus der Nahrung, zum Teil wird es in der Leber synthetisiert. Mit dem Ziel einer Konstanthaltung des Blutcholesterinspiegels erfolgt die Cholesterinsynthese in der Leber in Abhängigkeit von der aufgenommenen Cholesterinmenge: Je mehr Cholesterin mit der Nahrung aufgenommen wird, desto weniger Cholesterin wird synthetisiert; im umgekehrten Fall wird die Cholesterinproduktion kompensatorisch gesteigert. Ohne daß man den genauen Zusammenhang kennt, beeinflussen auch die Nahrungsfette den Cholesterinspiegel im Blut: Gesättigte Fettsäuren erhöhen, ungesättigte Fettsäuren senken ihn. Daneben hat z.B. ein unbehandelter Diabetes mellitus (Zuckerkrankheit) eine Erhöhung des Blutcholesterinspiegels zur Folge.

Welche der folgenden Aussagen trifft demnach zu?

(A) Durch medikamentöse Drosselung der Cholesterinsynthese kann bei zu hohem Cholesterinspiegel das Herzinfarktrisiko reduziert werden.
(B) Cholesterinarme Nahrung führt auf die Dauer zu einer Senkung des Herzinfarktrisikos.
(C) Vermehrte Aufnahme cholesterinhaltiger Nahrung stimuliert die Cholesterinsynthese im Körper.
(D) Das Herzinfarktrisiko wird bei zu hohem Cholesterinspiegel durch die Aufnahme von gesättigten anstelle von ungesättigten Fettsäuren mit der Nahrung reduziert.
(E) Die Aufnahme von cholesterinhaltiger Nahrung führt auf die Dauer zu einer Erhöhung des Herzinfarktrisikos.

40) Die Bildung und Ausschüttung des Schilddrüsenhormons wird normalerweise durch einen Wirkstoff der Hirnanhangsdrüse gesteuert. Die Ausschüttung dieses Wirkstoffes wiederum hängt von der Konzentration des Schilddrüsenhormons im Blut ab. Es besteht ein Regelkreis, der den Blutspiegel des Schilddrüsenhormons konstant halten soll: Der Wirkstoff der Hirnanhangsdrüse erhöht die Hormonproduktion, und eine Erhöhung der Hormonproduktion bewirkt eine Verminderung der Ausschüttung des Wirkstoffes. Bestimmte Tumoren bewirken jeweils eine von dieser Steuerung unabhängige Hormon- bzw. Wirkstoffproduktion in der betroffenen Drüse.

Welche der folgenden Aussagen läßt sich daraus ableiten?

(A) Wenn die Schilddrüse operativ entfernt wird, bildet die Hirnanhangsdrüse keinen entsprechenden Wirkstoff mehr.
(B) Wenn die Hirnanhangsdrüse durch eine Erkrankung ausfällt, kommt es zu einer höheren Konzentration des Schilddrüsenhormons im Blut.
(C) Wenn ein hormonbildender Tumor der Schilddrüse besteht, ist die Konzentration des Wirkstoffes der Hirnanhangsdrüse im Blut vermindert.
(D) Wenn ein wirkstoffbildender Tumor der Hirnanhangsdrüse besteht, ist die Konzentration des Schilddrüsenhormons im Blut vermindert.
(E) Eine gesteigerte Hormonproduktion in der Schilddrüse fördert über den Wirkstoff der Hirnanhangsdrüse die weitere Hormonproduktion in der Schilddrüse.

Bitte umblättern und sofort weiterarbeiten!

41) Die Körpertemperatur des Menschen wird in sehr engen Grenzen bei etwa 37 °C konstant gehalten. Das entsprechende Regulationszentrum im Zwischenhirn erhält Informationen von Thermo-Meßfühlern der Haut und des Zwischenhirns. Ein Abfall der Körpertemperatur bewirkt einerseits eine vermehrte Wärmebildung durch einen Anstieg der Muskelspannung, Muskelzittern und eine Steigerung des Stoffwechsels, andererseits eine verminderte Wärmeabgabe durch Engstellung der Blutgefäße der Haut und entsprechend verminderte Hautdurchblutung sowie durch eine gedrosselte Schweißsekretion. Entsprechend gegenläufige Reaktionen treten bei einem Anstieg der Körpertemperatur auf.

Welche der nachfolgenden Aussagen läßt sich aus diesen Informationen ableiten?

(A) Eine Erregung der auf Kälte reagierenden Meßfühler im Zwischenhirn bewirkt eine Erweiterung der Hautgefäße.
(B) Nach Ausschaltung des Regulationszentrums im Zwischenhirn erfolgt das Absinken der Körpertemperatur bei Abkühlung verlangsamt.
(C) Eine verringerte Durchblutung der Hautgefäße bewirkt bei normaler Außentemperatur einen Abfall der Körpertemperatur.
(D) Sind die Schweißdrüsen blockiert, steigt die Körpertemperatur bei einer anhaltenden Außentemperatur von 40 °C an.
(E) Ein Abfall der Körpertemperatur führt zu einer reduzierten Aktivität aller Körperorgane.

42) Rote Blutkörperchen (Erythrozyten) durchlaufen während ihrer Entwicklung im Knochenmark nacheinander die Stadien des Proerythroblasten, des basophilen, des polychromatischen, des azidophilen Erythroblasten und des Reticulozyten, um schließlich zu Erythrozyten zu werden. Im Verlauf dieser Entwicklung kommt es zu folgenden Veränderungen: Das Zellvolumen nimmt kontinuierlich ab; der Zellkern, welcher die für eine Zellteilung notwendigen Informationen enthält, wird im Stadium des azidophilen Erythroblasten ausgeschleust; der Gehalt an Blutfarbstoff (Hämoglobin), einem sauerstoffbindenden Eiweißstoff, nimmt von Stadium zu Stadium zu. Aus Untersuchungen kann man schließen, daß die ersten vier Entwicklungsstadien jeweils etwa einen Tag andauern; im Verlauf eines solchen Tages teilen sich die Zellen mehrmals. Die Reticulozyten verweilen durchschnittlich 36 bis 44 Stunden im Knochenmark, bevor sie in das strömende Blut gelangen.

Welche der nachfolgenden Aussagen läßt sich aus diesen Informationen <u>nicht</u> ableiten?

(A) Reticulozyten teilen sich im Knochenmark mehrmals.
(B) Reife Erythrozyten sind kleiner als Erythroblasten.
(C) Proerythroblasten enthalten weniger Hämoglobin als Reticulozyten.
(D) Reticulozyten und Erythrozyten sind kernlos.
(E) Die Bildung eines roten Blutkörperchens ist nach etwa einer Woche abgeschlossen.

43) Eine der wichtigsten Aufgaben des Blutes ist der Transport des in den Lungen aufgenommenen Sauerstoffs (O_2) zu den Organen und zum Gewebe. O_2 ist dabei chemisch an den Blutfarbstoff Hämoglobin (Hb) gebunden, dessen Träger die roten Blutkörperchen sind. Die O_2-Sättigung des Hb ist abhängig vom Teildruck des O_2 am Gesamtgasdruck im Blut (O_2-Partialdruck): Je höher der O_2-Partialdruck, desto höher ist die O_2-Sättigung des Hb. Der O_2-Partialdruck ist u.a. abhängig vom äußeren Luftdruck. Er sinkt z.B. bei Aufenthalten in größeren Höhen. Hb hat zu Kohlenmonoxid (CO) eine etwa 200 mal höhere Affinität als zu O_2, so daß bereits kleine Mengen dieses farb- und geruchlosen Gases genügen, um Hb für den O_2-Transport zu blockieren und so schwere Vergiftungserscheinungen hervorzurufen.

Welche der nachfolgenden drei Aussagen läßt bzw. lassen sich daraus ableiten?

I. Nach starken Blutverlusten kann der ausreichende O_2-Transport im Blut dadurch erreicht werden, daß man das verlorene Blutvolumen durch eine Kochsalz-Traubenzucker-Lösung ersetzt.
II. Bei einer CO-Vergiftung kann eine Bluttransfusion eine geeignete Hilfsmaßnahme sein.
III. Wenn bei einem längeren Aufenthalt in größeren Höhen die körperliche Leistungsfähigkeit erhalten bleiben soll, müssen geeignete Maßnahmen getroffen werden, um die Zahl der roten Blutkörperchen zu senken.

(A) Nur Aussage I läßt sich ableiten.
(B) Nur Aussage II läßt sich ableiten.
(C) Nur Aussage III läßt sich ableiten.
(D) Nur die Aussagen I und II lassen sich ableiten.
(E) Nur die Aussagen II und III lassen sich ableiten.

44) In den Körperflüssigkeiten innerhalb und außerhalb der Zellen steigt die "Anziehungskraft" für Wasser (osmotischer Druck) mit der Konzentration von Salz-Ionen und Eiweißstoffen in dem betreffenden Flüssigkeitsraum an. Die roten Blutzellen (Blutkörperchen) können ihre charakteristisch runde, etwas abgeflachte Form nur dann aufrechterhalten, wenn der osmotische Druck in ihrem Innern höher ist als in dem sie umgebenden Blutplasma. Die Membran der roten Blutzellen ist für Wasser gut und für Salz-Ionen weitgehend durchlässig; für die Eiweißstoffe, die sich ganz überwiegend im Innern der Zellen befinden, ist sie dagegen undurchlässig. Die Konzentration der Salz-Ionen in den roten Blutzellen wird durch eine "Ionenpumpe" in der Zellmembran aufrechterhalten, welche die aus dem Plasma eindiffundierenden Salz-Ionen aktiv aus der Zelle "pumpt". Die hierzu notwendige Energie liefert der Stoffwechsel der roten Blutzellen.

Welche der nachfolgenden Aussagen über die roten Blutzellen läßt sich aus diesen Infomationen ableiten?

(A) In reinem Wasser schrumpfen sie.
(B) In einer konzentrierten Kochsalzlösung schwellen sie an.
(C) Bei einer Abnahme der Salz-Ionen-Konzentration in ihrem Innern schwellen sie in normalem Blutplasma an.
(D) Bei einer experimentellen Erhöhung der Eiweißkonzentration im Blutplasma über die Eiweißkonzentration in den Blutzellen hinaus schwellen sie an.
(E) Bei einem Erliegen des Stoffwechsels der roten Blutzellen schwellen sie in normalem Blutplasma an.

Bitte umblättern und sofort weiterarbeiten!

45) Neben den üblichen Kontraktionen der Magenwandmuskulatur, die dem Transport und der Verarbeitung des Speisebreis dienen, treten, wenn der Magen leer ist, sogenannte Leerkontraktionen auf, die über Mechanorezeptoren der Magenwand registriert werden und die häufig zusammen mit Hungergefühlen auftreten (eine Ausschaltung der vom Magen kommenden Sinnesinformationen ist jedoch ohne Einfluß auf das Ausmaß der Nahrungsaufnahme). Daneben ist die abnehmende Konzentration von Glucose im Blut ein entscheidender Faktor bei der Auslösung des Hungergefühls. Darüber hinaus existiert die sogenannte "thermostatische Hypothese", die davon ausgeht, daß die Menge der aufgenommenen Nahrung umgekehrt proportional zur Umgebungstemperatur ist.

Welche der drei nachfolgenden Aussagen kann bzw. können aufgrund dieser Information als gesichert gelten?

I. Je stärker die Leerkontraktionen des Magens sind, desto mehr Nahrung wird anschließend aufgenommen.
II. Die Glucosekonzentration im Blut und die Stärke des Hungergefühls verhalten sich direkt proportional.
III. Die Umgebungstemperatur hat keinen Einfluß auf das Hungergefühl.

(A) Nur Aussage I kann als gesichert gelten.
(B) Nur Aussage II kann als gesichert gelten.
(C) Nur die Aussagen I und II können als gesichert gelten.
(D) Nur die Aussagen II und III können als gesichert gelten.
(E) Keine der Aussage I bis III kann als gesichert gelten.

46) Bei einem Herzinfarkt geht Herzmuskelgewebe durch Unterbrechung oder Einschränkung der Blutzufuhr und dem daraus resultierenden Sauerstoffmangel zugrunde. Adrenalin und seine Abkömmlinge sind chemische Überträgerstoffe der Nervenimpulse von den Nervenenden auf spezielle Rezeptoren des Herzmuskels. Sie bewirken eine Erhöhung der Kontraktionskraft und der Schlagfrequenz des Herzens. Dadurch wird der Sauerstoffverbrauch des Herzens erhöht.

Welche der folgenden Aussagen läßt sich aus dieser Information ableiten?

Substanzen, die die Adrenalinrezeptoren am Herzen blockieren, ...

(A) setzen die Herzarbeit herauf und eignen sich daher zur Vorbeugung des Herzinfarkts bei gefährdeten Personen.
(B) setzen die Herzarbeit herauf und dürfen daher Herzinfarktgefährdeten nicht verabreicht werden.
(C) setzen die Herzarbeit herab und eignen sich daher zur Vorbeugung eines Herzinfarkts bei gefährdeten Personen.
(D) setzen die Herzarbeit herab und dürfen daher Herzinfarktgefährdeten nicht verabreicht werden.
(E) wirken sich auf die Herzarbeit nicht aus und können Herzinfarktgefährdeten daher verabreicht werden.

47) Muskelkontraktionen und damit Bewegungen werden durch Erregungsimpulse ausgelöst, welche durch motorische Nervenfasern auf die Muskelfasern übertragen werden. Diese Nervenfasern haben ihren Ursprung in den im Rückenmark liegenden motorischen Nervenzellen, von denen aus sie über die sogenannten Vorderwurzeln des Rückenmarks zu den Muskelfasern ziehen. Die motorischen Nervenzellen können durch "Befehle", die vom Gehirn über das Rückenmark kommen, willkürlich aktiviert werden; ihre Aktivierung kann aber auch reflektorisch (unwillkürlich) über Informationen erfolgen, die von den Sinnesrezeptoren der Haut, der Muskeln oder der Gelenke stammen. Diese Informationen gelangen in sensorischen Nervenfasern, etwa auf der gleichen Höhe wie die motorischen Nervenfasern, über die Hinterwurzeln ins Rückenmark.

Nach welcher der im folgenden aufgeführten Verletzungen sind noch willkürliche oder reflektorische Bewegungen möglich?

(A) nach einer Durchtrennung des Rückenmarks am Übergang zum Gehirn
(B) nach einer Zerstörung der motorischen Nervenzellen
(C) nach einer Durchtrennung der Vorderwurzeln
(D) nach einer Durchtrennung der motorischen Nervenfasern
(E) nach einer Blockierung der Erregungsübertragung von den motorischen Nervenfasern auf den Muskel

48) Chromosomen sind Träger der Erbanlagen. Das Geschlecht eines Menschen wird durch die beiden Geschlechtschromosomen X und Y bestimmt. Weibliche Körperzellen haben zwei X-Chromosomen, männliche ein X- und ein Y-Chromosom. In den Geschlechtszellen (Eizellen und Spermien) ist dagegen jeweils nur ein Chromosom vorhanden, und zwar enthält eine Eizelle stets ein X-Chromosom und ein Spermium entweder ein X- oder ein Y-Chromosom. Trifft bei der Befruchtung ein Spermium mit einem X-Chromosom auf eine Eizelle, dann entsteht daraus ein weiblicher Embryo; enthält das Spermium dagegen ein Y-Chromosom, ist der daraus entstehende Embryo männlich.
Eine bestimmte Krankheit, deren Anlage auf dem X-Chromosom liegt, führt noch vor der Geschlechtsreife zum Tode. Existiert bei einem Menschen neben einem X-Chromosom mit dieser Anlage ein zweites,"normales" X-Chromosom, dann bildet sich die Krankheit nicht aus.

Welche der folgenden Aussagen läßt bzw. lassen sich aus dieser Information ableiten?

I. Von Männern vererbte X-Chromosomen sind stets ohne diese Anlage.
II. Bei Mädchen bzw. Frauen bildet sich diese Krankheit nie aus.
III. Erkrankte Männer sterben vor der Geschlechtsreife.

(A) Nur Aussage I läßt sich ableiten.
(B) Nur Aussage II läßt sich ableiten.
(C) Nur Aussage III läßt sich ableiten.
(D) Nur die Aussagen I und III lassen sich ableiten.
(E) Alle drei Aussagen lassen sich ableiten.

Nicht umblättern! Warten Sie auf das Zeichen des Testleiters! **STOP**

Schlauchfiguren **Bearbeitungszeit: 15 Minuten**

Die folgenden Aufgaben prüfen Ihr räumliches Vorstellungsvermögen. Jede der Aufgaben besteht aus zwei Abbildungen eines durchsichtigen Würfels, in dem sich ein oder zwei Kabel befinden. Die erste Abbildung (links) zeigt Ihnen stets die Vorderansicht (Frontansicht) des Würfels; auf dem rechten Bild daneben ist derselbe Würfel noch einmal abgebildet; Sie sollen herausfinden, ob von rechts (r), links (l), unten (u), oben (o) oder hinten (h).

Beispielaufgabe:

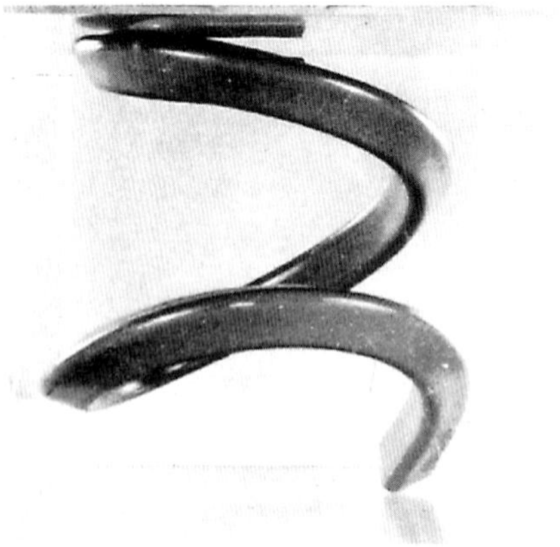

(A) : r
(B) : l
(C) : u
(D) : o
(E) : h

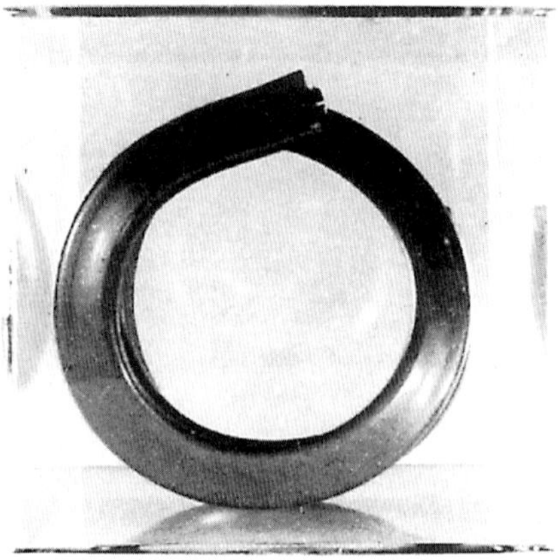

Hier sehen Sie den Würfel von vorne!

Hier sehen Sie den Würfel von _____ ?

Auf dem rechten Bild sehen Sie den Würfel von oben; Sie müßten auf Ihrem Antwortbogen unter der entsprechenden Aufgabennummer D markieren.

49)

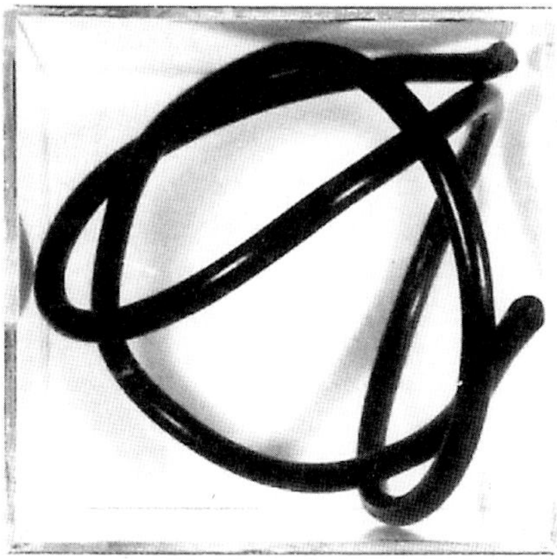

(A) : r
(B) : l
(C) : u
(D) : o
(E) : h

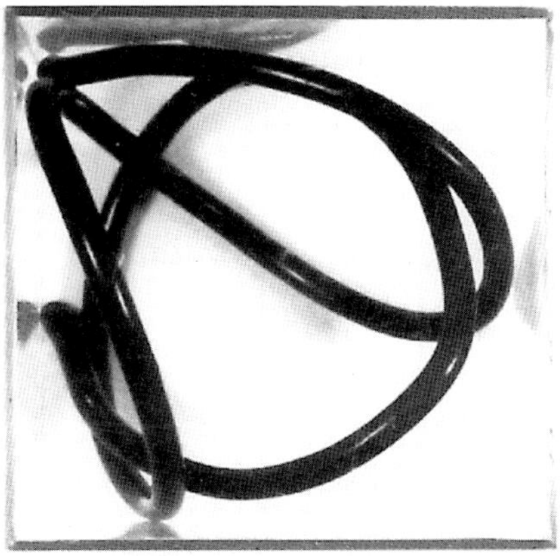

50)

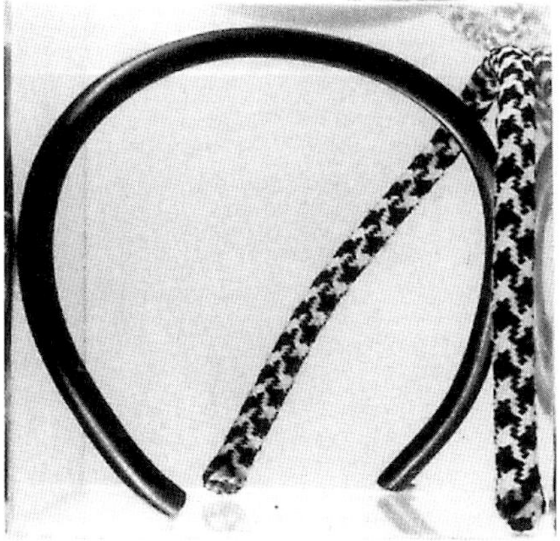

(A) : r
(B) : l
(C) : u
(D) : o
(E) : h

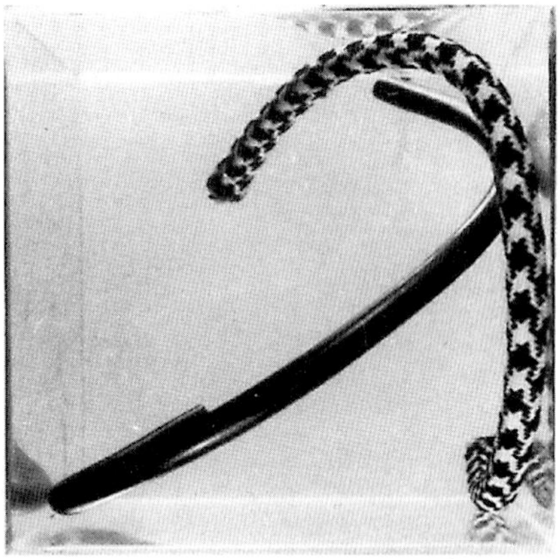

51)

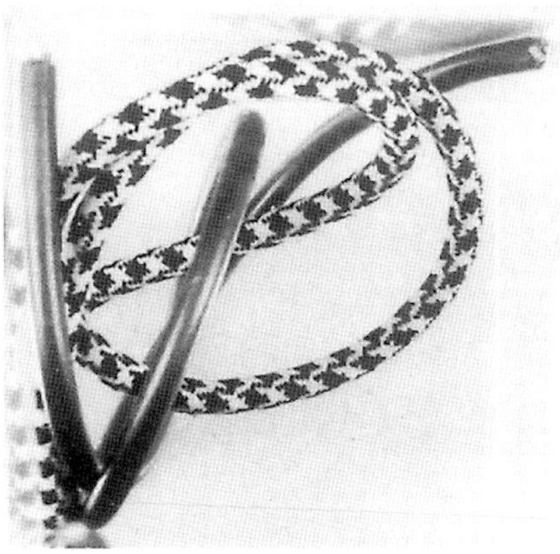

(A) : r
(B) : l
(C) : u
(D) : o
(E) : h

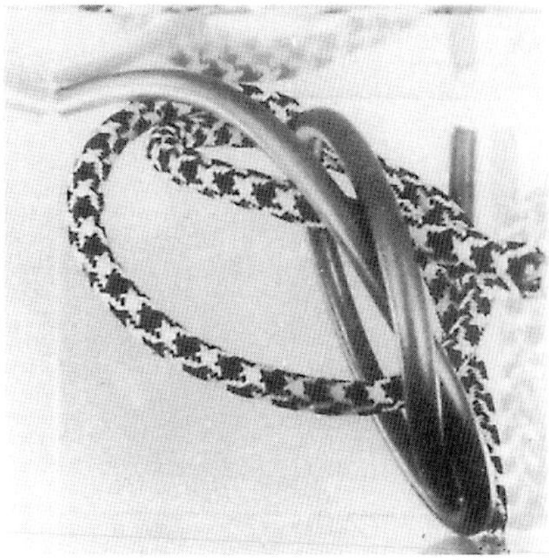

Bitte umblättern und sofort weiterarbeiten!

52)

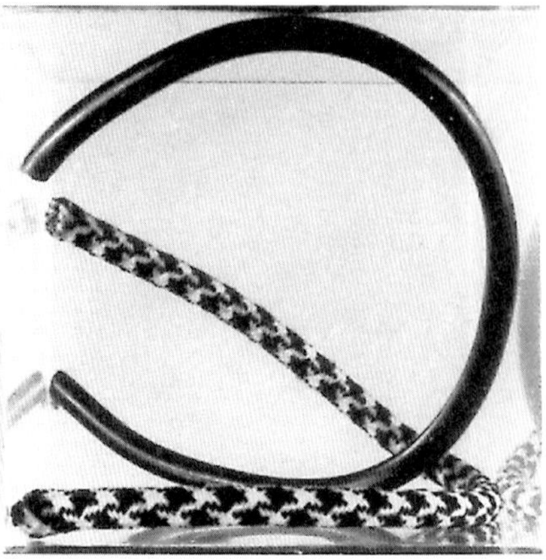

(A) : r
(B) : l
(C) : u
(D) : o
(E) : h

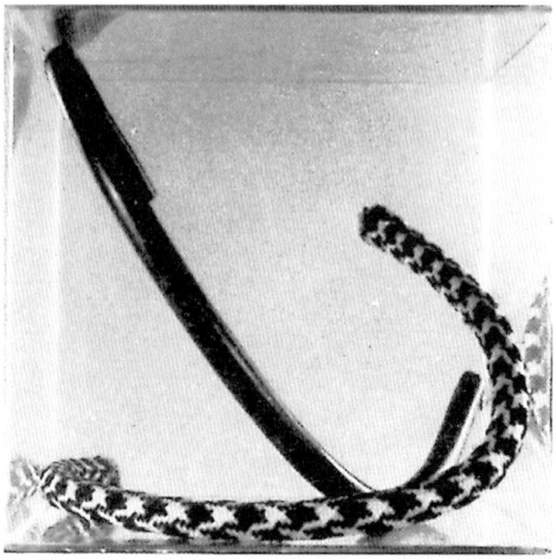

53)

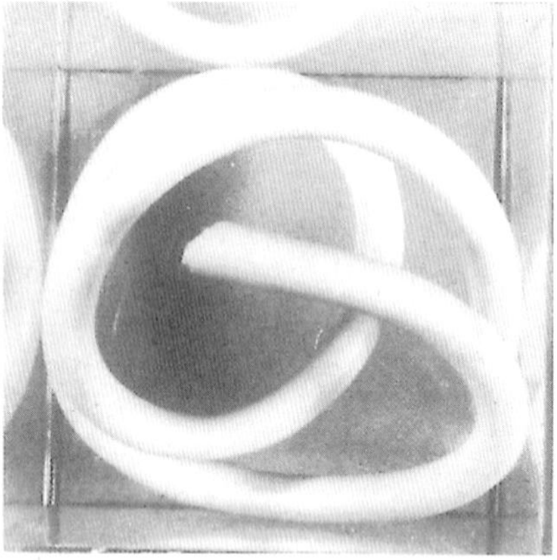

(A) : r
(B) : l
(C) : u
(D) : o
(E) : h

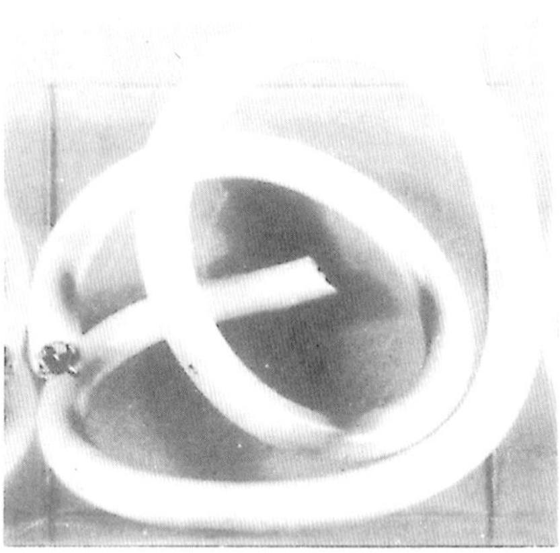

54)

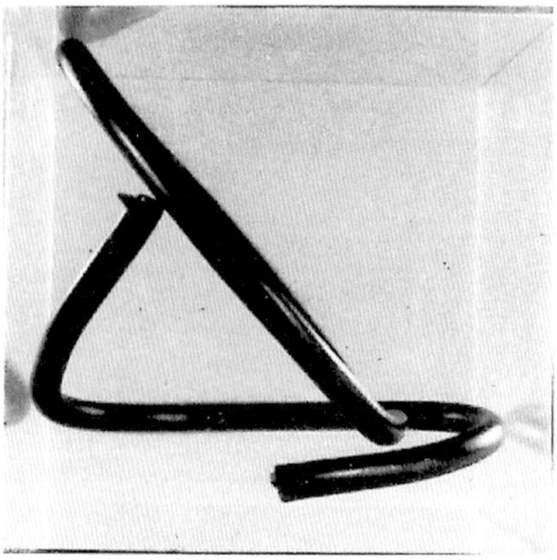

(A) : r
(B) : l
(C) : u
(D) : o
(E) : h

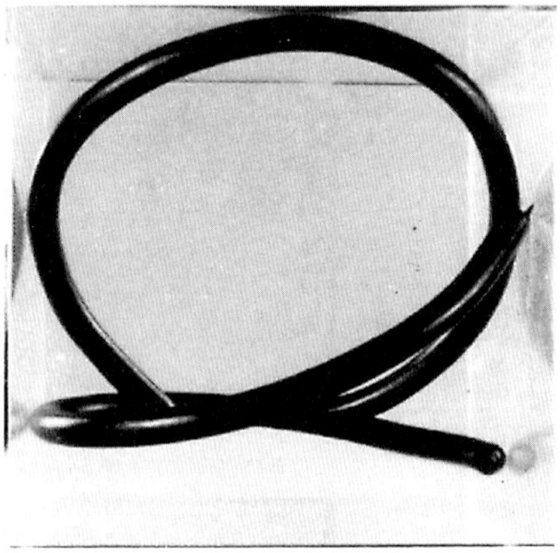

55)

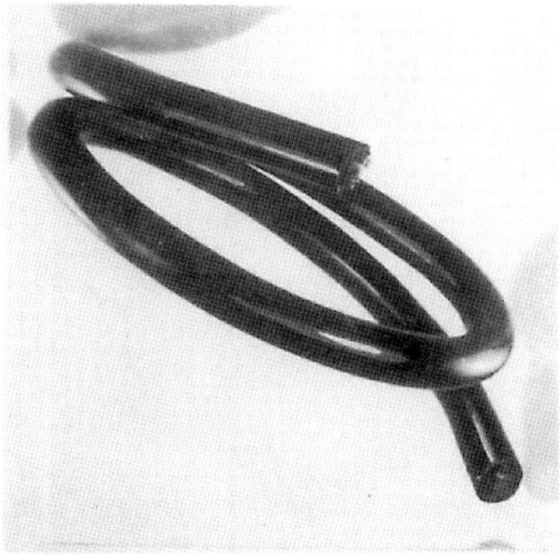

(A) : r
(B) : l
(C) : u
(D) : o
(E) : h

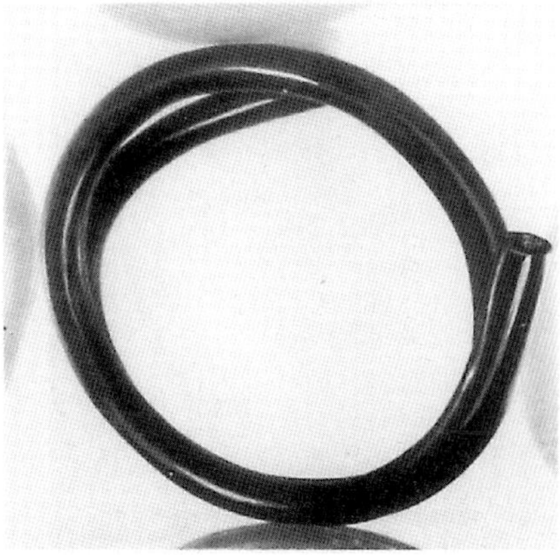

56)

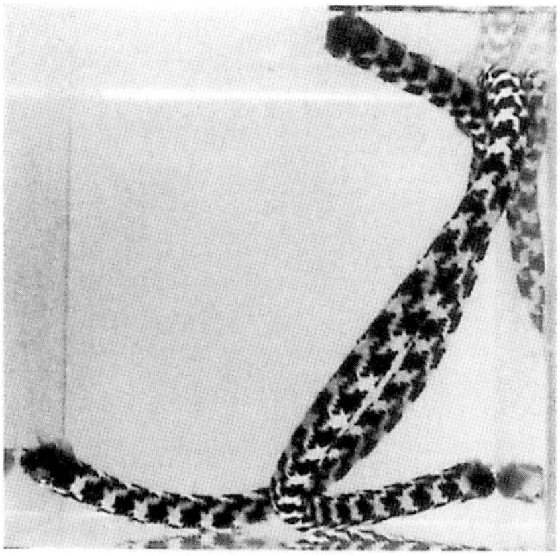

(A) : r
(B) : l
(C) : u
(D) : o
(E) : h

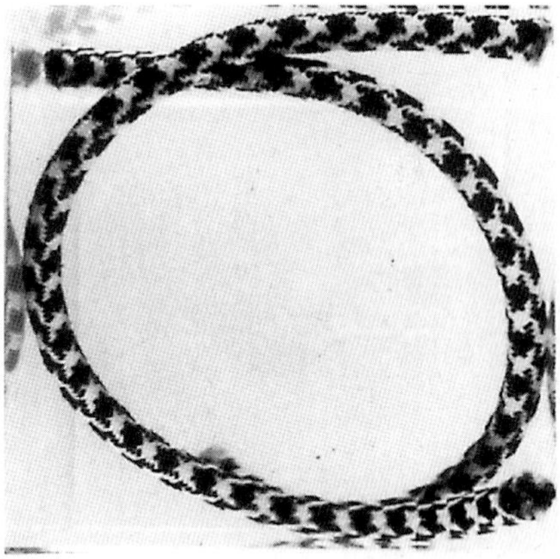

57)

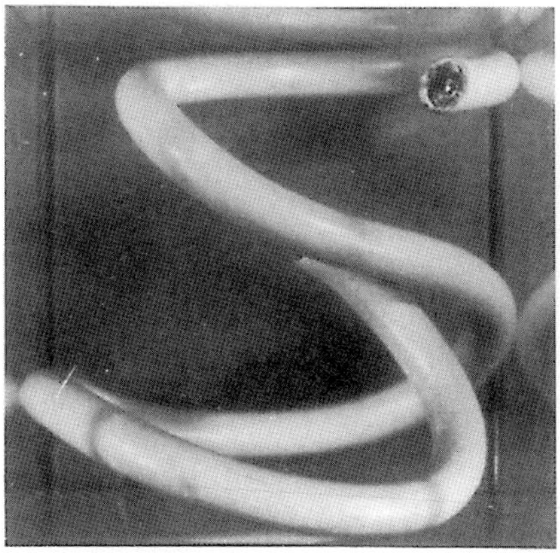

(A) : r
(B) : l
(C) : u
(D) : o
(E) : h

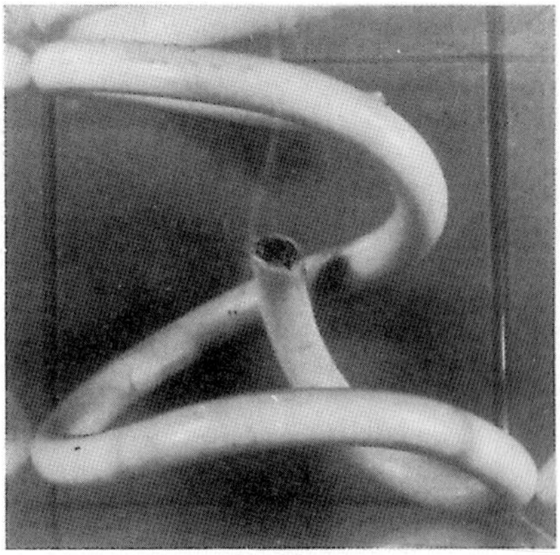

Bitte umblättern und sofort weiterarbeiten!

58)

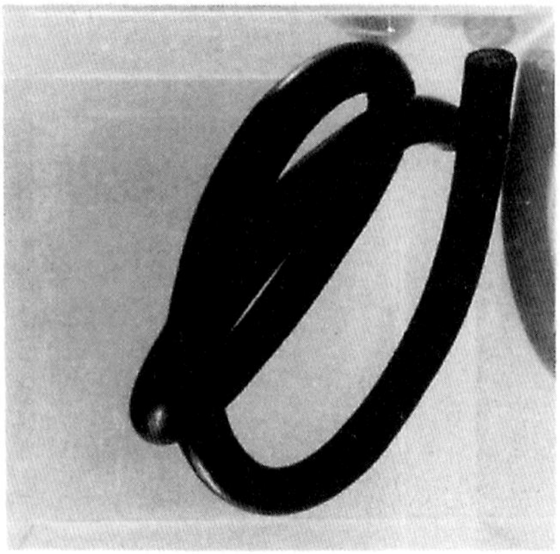

(A) : r
(B) : l
(C) : u
(D) : o
(E) : h

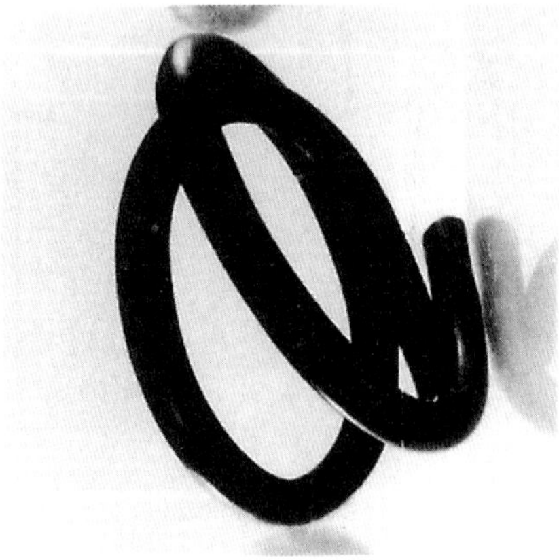

59)

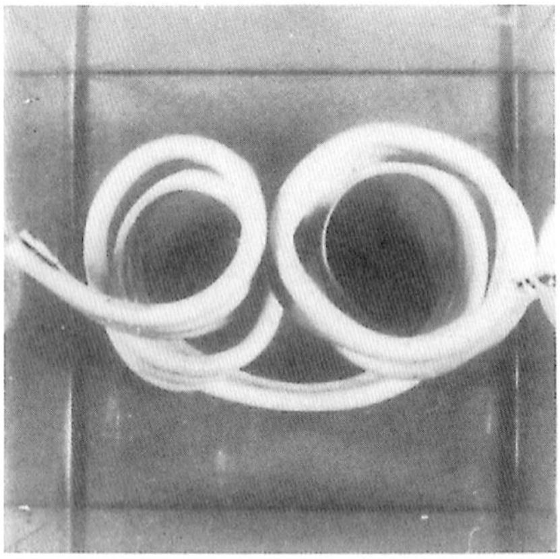

(A) : r
(B) : l
(C) : u
(D) : o
(E) : h

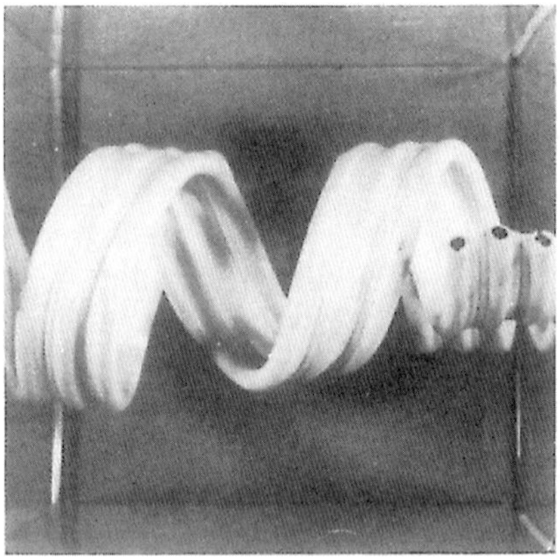

60)

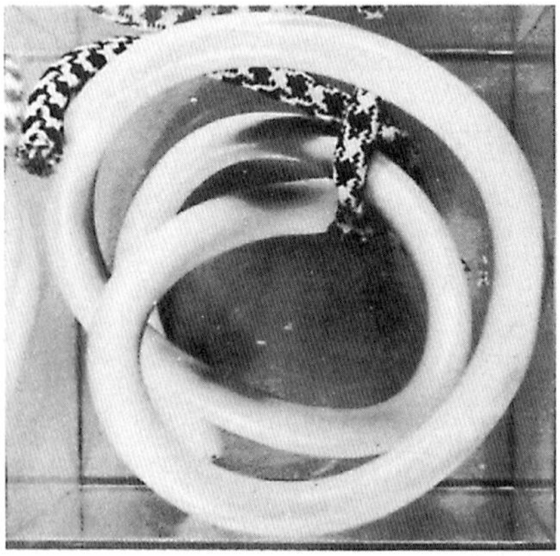

(A) : r
(B) : l
(C) : u
(D) : o
(E) : h

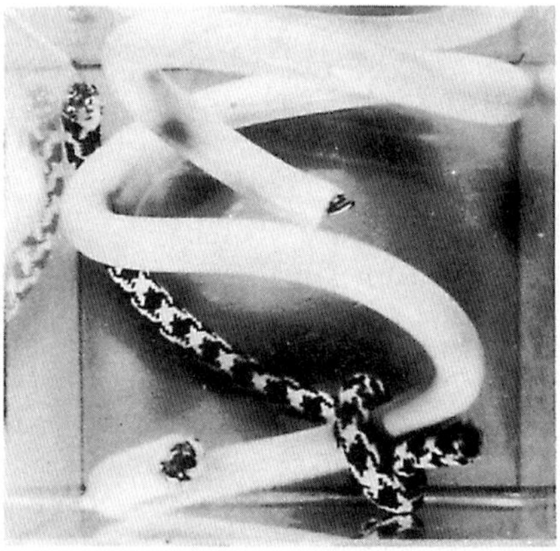

61)

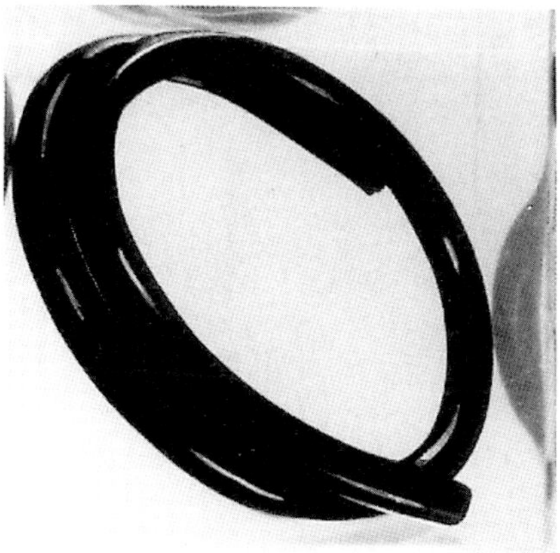

(A) : r
(B) : l
(C) : u
(D) : o
(E) : h

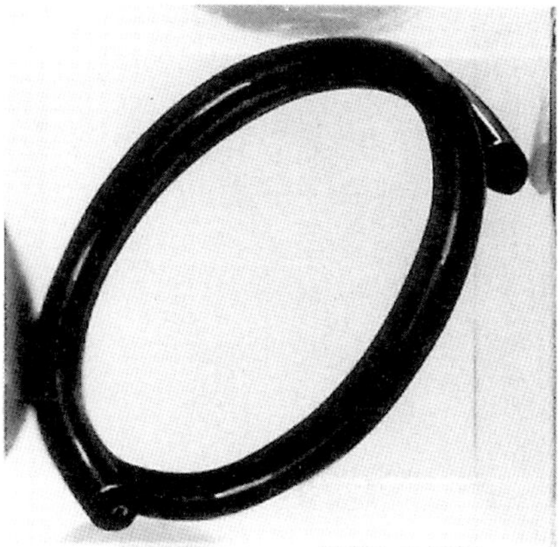

62)

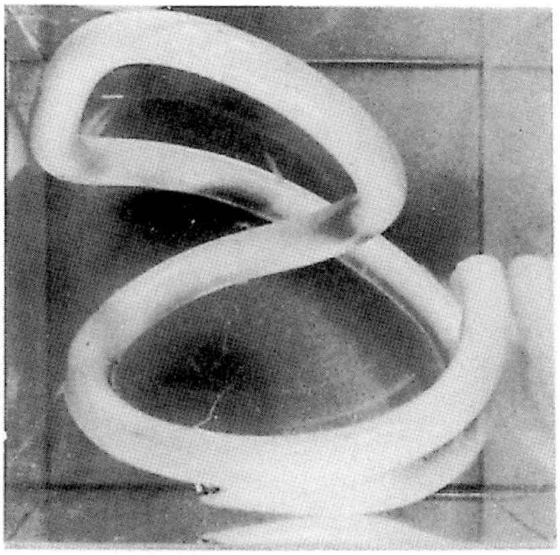

(A) : r
(B) : l
(C) : u
(D) : o
(E) : h

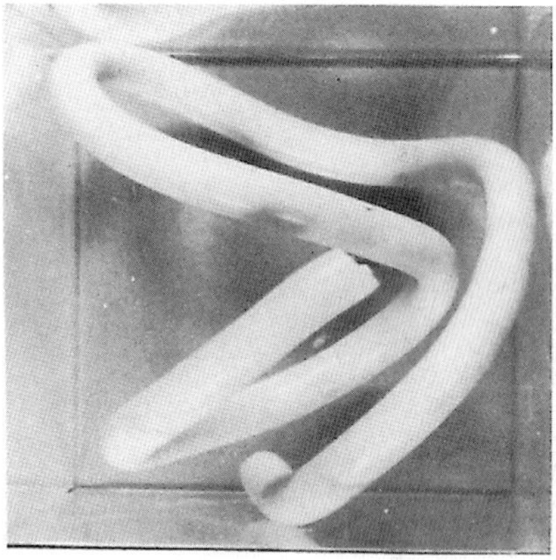

63)

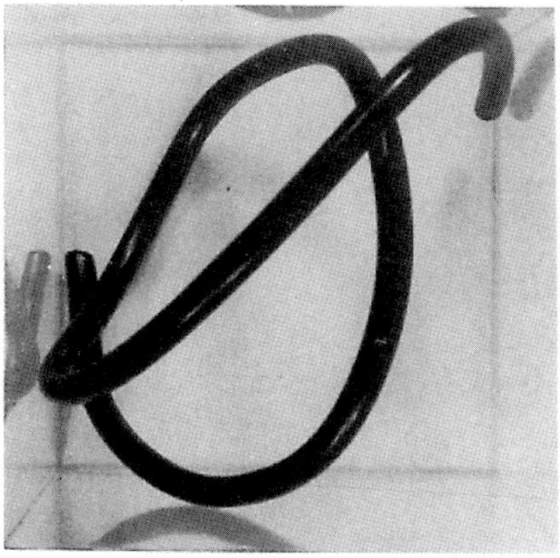

(A) : r
(B) : l
(C) : u
(D) : o
(E) : h

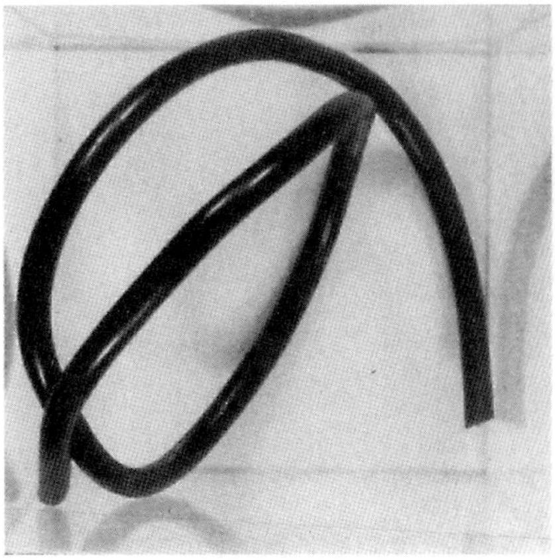

Bitte umblättern und sofort weiterarbeiten!

64)

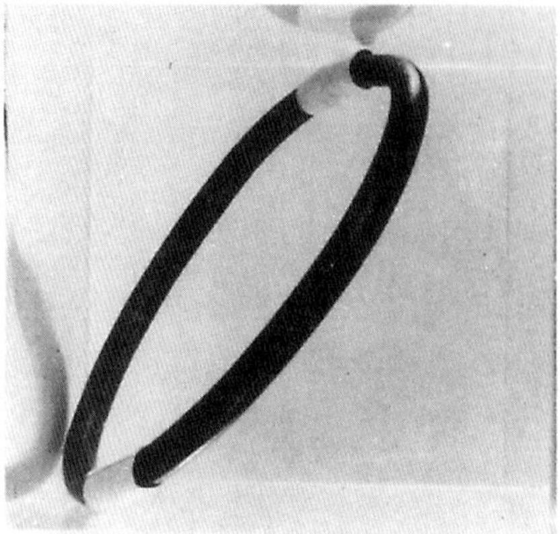

(A) : r
(B) : l
(C) : u
(D) : o
(E) : h

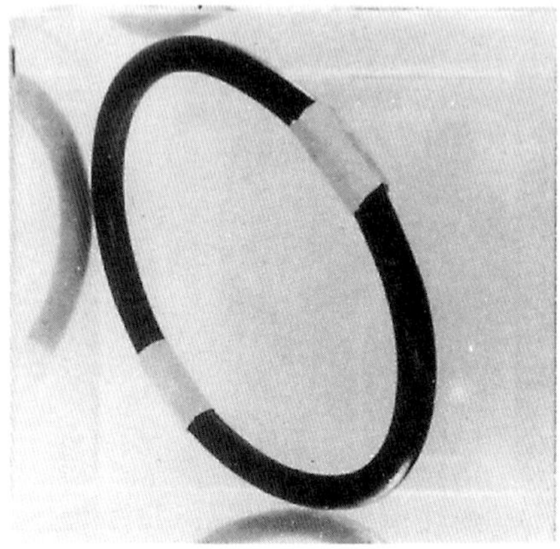

65)

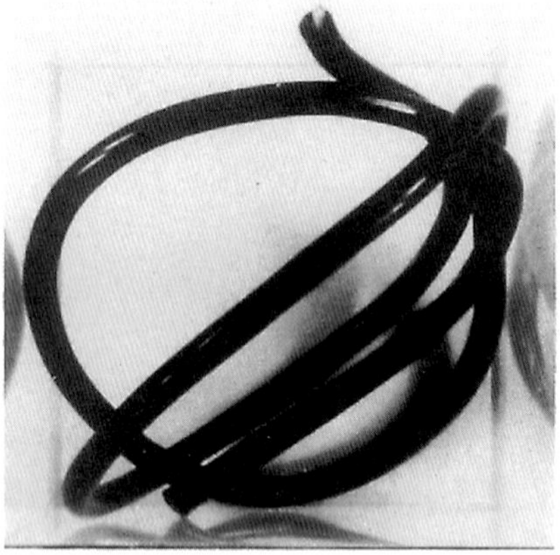

(A) : r
(B) : l
(C) : u
(D) : o
(E) : h

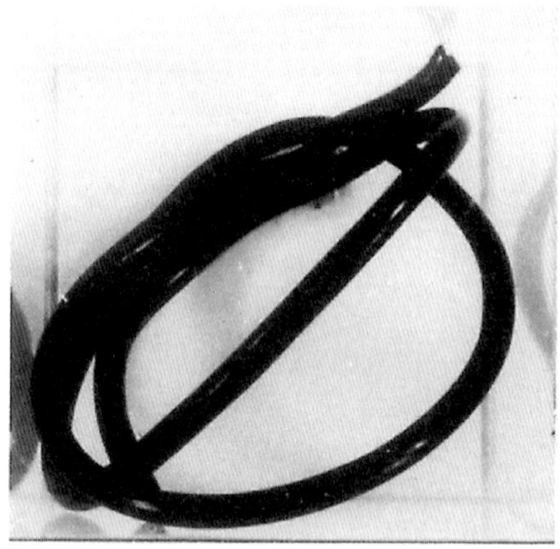

66)

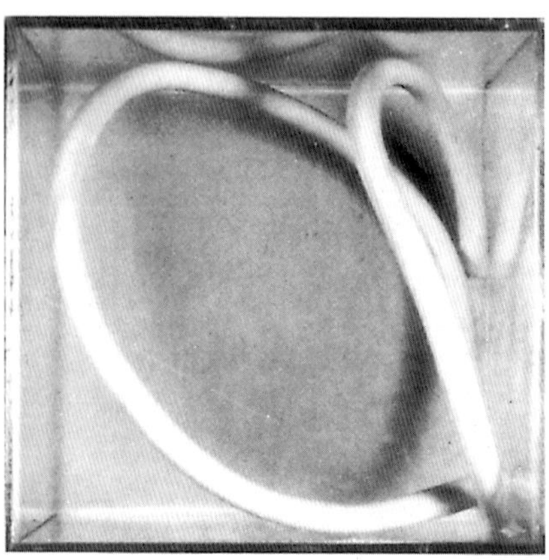

(A) : r
(B) : l
(C) : u
(D) : o
(E) : h

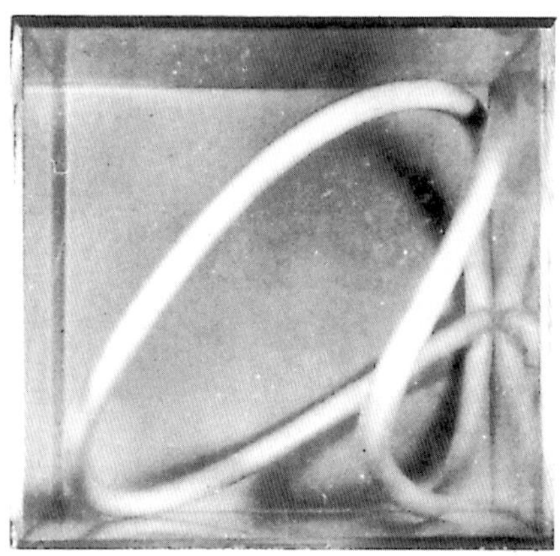

67)

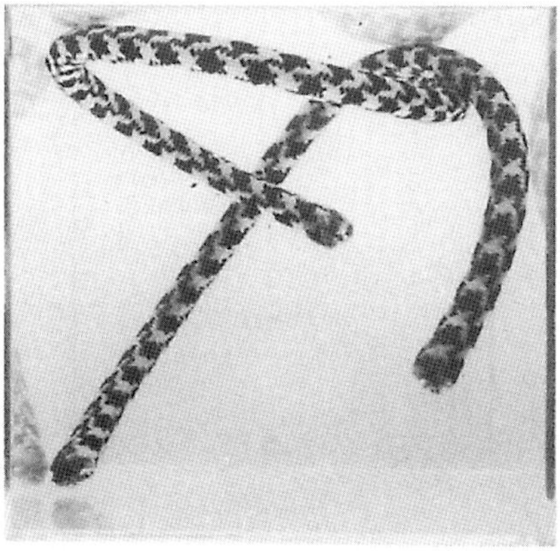

(A) : r
(B) : l
(C) : u
(D) : o
(E) : h

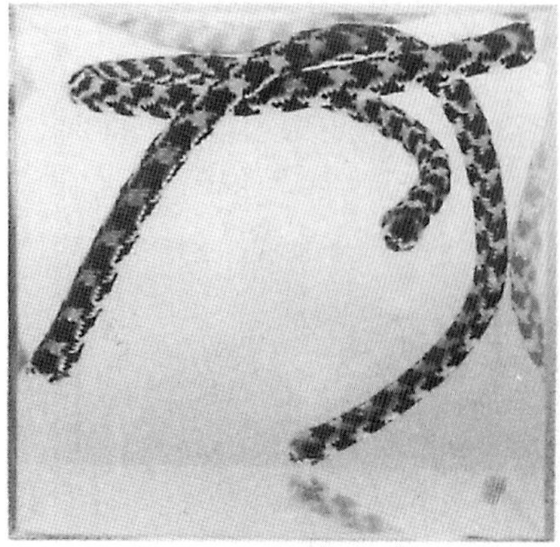

68)

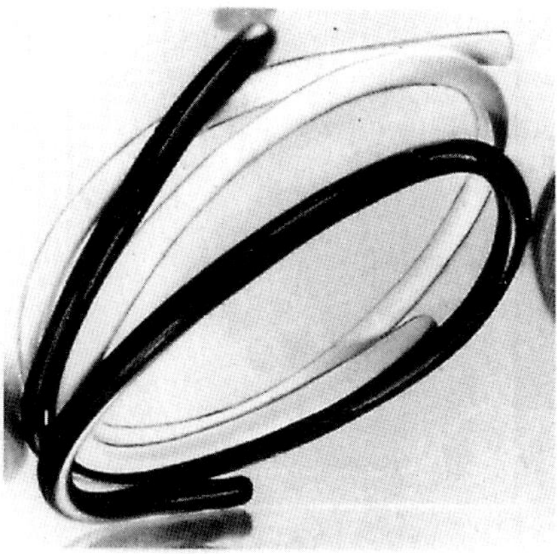

(A) : r
(B) : l
(C) : u
(D) : o
(E) : h

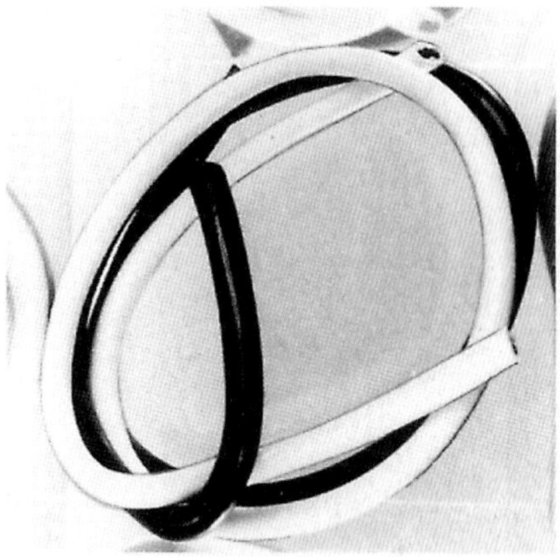

69)

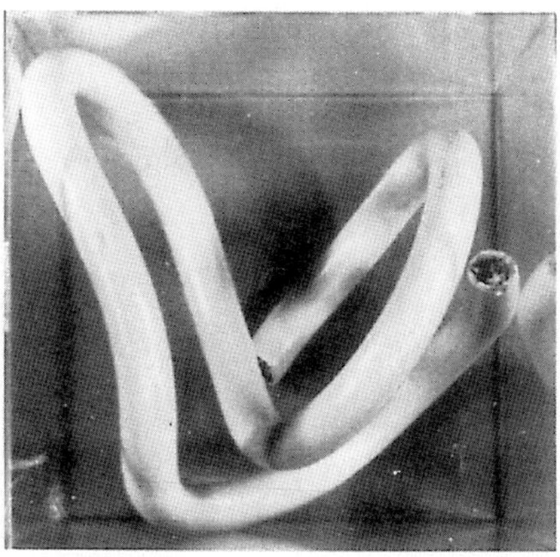

(A) : r
(B) : l
(C) : u
(D) : o
(E) : h

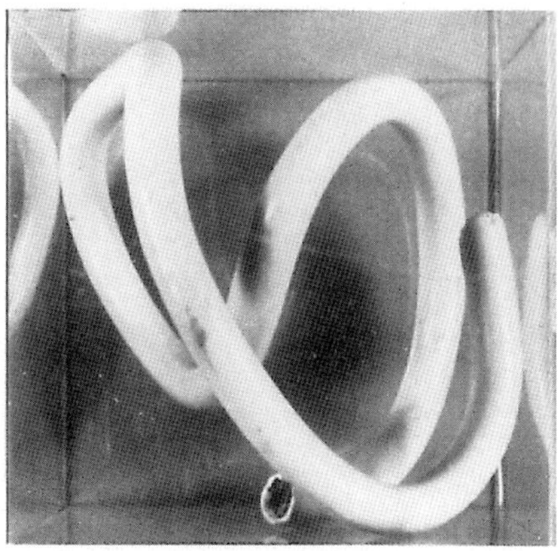

Bitte umblättern und sofort weiterarbeiten!

70)

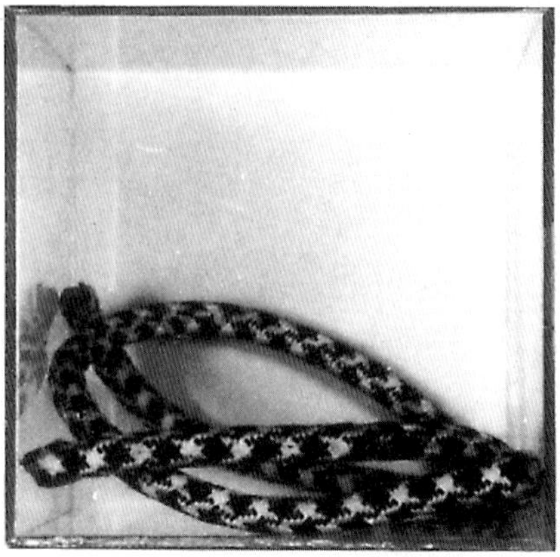

(A) : r
(B) : l
(C) : u
(D) : o
(E) : h

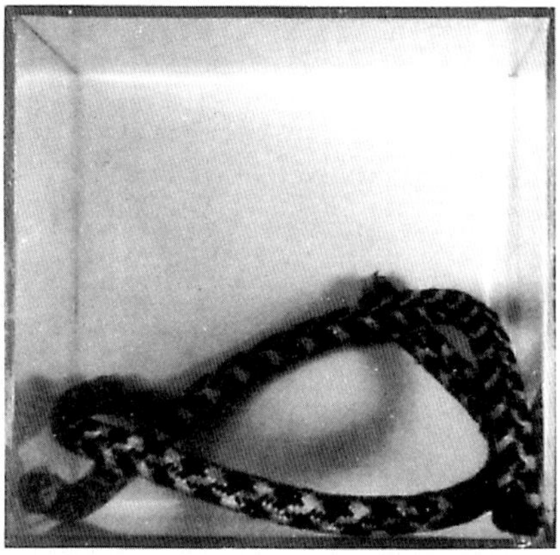

71)

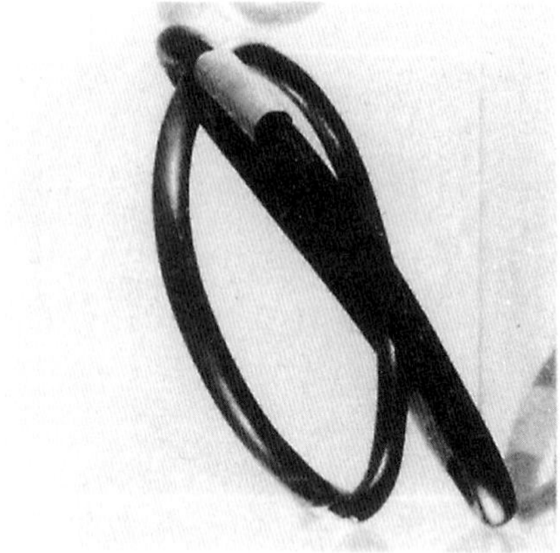

(A) : r
(B) : l
(C) : u
(D) : o
(E) : h

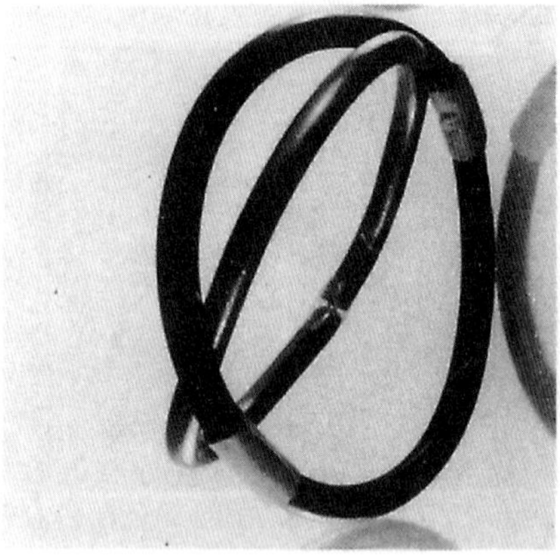

72)

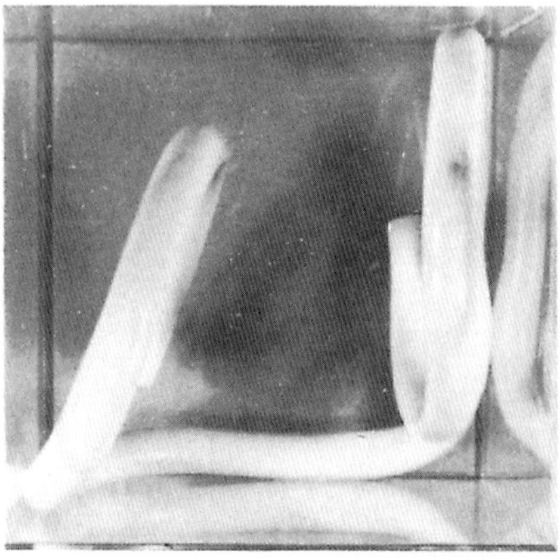

(A) : r
(B) : l
(C) : u
(D) : o
(E) : h

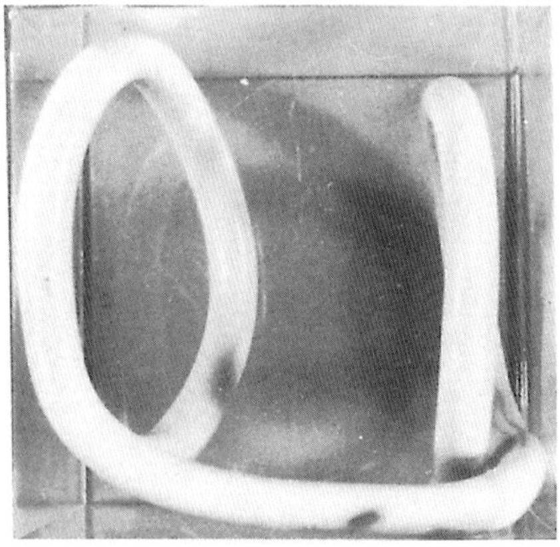

Nicht umblättern! Warten Sie auf das Zeichen des Testleiters!

STOP

Quantitative und formale Probleme **Bearbeitungszeit: 60 Minuten**

Die nun folgenden Aufgaben prüfen Ihre Fähigkeit, im Rahmen medizinischer und naturwissenschaftlicher Fragestellungen mit Zahlen, Größen, Einheiten und Formeln richtig umzugehen.

Markieren Sie für jede Aufgabe auf dem Antwortbogen die im Sinne der Fragestellung richtige Antwort.

73) Für vier Ampullen A1, A2, A3 und A4 gilt:
A1 gibt 3 Tropfen in 1 Sekunde ab.
A2 gibt 1 Tropfen in 4 Sekunden ab.
A3 gibt 1 Tropfen in 4 Sekunden ab.
A4 gibt 3 Tropfen in 2 Sekunden ab.

Welche der folgenden Aussagen ist falsch?

(A) A2 und A3 geben zusammen in 8 Sekunden 1/8 der Menge ab, die von A1 und A4 zusammen in 6 Sekunden abgegeben wird.
(B) A2 gibt 1/20 der pro Zeiteinheit abgegebenen Gesamtmenge ab.
(C) A3 gibt in 8 Sekunden 1/13 der Menge ab, die von A1 und A2 zusammen in 8 Sekunden abgegeben wird.
(D) A3 gibt pro Zeiteinheit 1/6 der Menge ab, die von A4 abgegeben wird.
(E) A1 gibt pro Zeiteinheit mehr Tropfen ab als A2, A3 und A4 zusammen.

74) Die nebenstehende Tabelle gibt Ergebnisse eines physikalischen Versuchs wieder. Dabei bezeichnen n die Anzahl der Elementarteilchen, R_t den Radius und V_t das Volumen eines Teilchens. (Die Einheiten für R_t und V_t sind nicht eigens aufgeführt.)

n	R_t	V_t
1	1	1
8	1/2	1/8
27	1/3	1/27
64	1/4	1/64
125	1/5	1/125
216	1/6	1/216

Welche der unter (A) bis (E) aufgeführten Beziehungen ergibt sich aus den Werten der Tabelle?

(A) Das Produkt nR_t^2 ist konstant.
(B) Das Produkt $n^2 V_t$ ist konstant.
(C) Der Quotient V_t/R_t ist konstant.
(D) Der Quotient nV_t/R_t ist konstant.
(E) $n = \left(\frac{1}{R_t}\right)^3$

75) Das Volumen des Extrazellulärraumes (EZR; das sind die mit Flüssigkeit gefüllten Räume des Körpers außerhalb von Zellen) läßt sich wie folgt bestimmen:
In den Organismus werden 400 mg einer Substanz injiziert, von der bekannt ist, daß sie sich nur im EZR verteilt, dort aber gleichmäßig. Man wartet nun eine gewisse Zeitspanne; während dieser Verteilungszeit werden bereits 20 Prozent der Substanz ausgeschieden. Anschließend wird anhand einer Blutprobe die Konzentration der Substanz im EZR gemessen.

Welches Volumen hat der EZR, wenn die Konzentration der injizierten Substanz im EZR mit 0,02 mg/ml gemessen wird?

(A) 20 Liter
(B) 18 Liter
(C) 16 Liter
(D) 8 Liter
(E) 4 Liter

76) Bei senkrechtem Durchgang von Licht durch wäßrige Lösungen erfährt die Intensität des Lichtes (unter bestimmten Voraussetzungen) eine Schwächung gemäß folgendem Gesetz:

$$\frac{I_0}{I} = 10^{(K \cdot c)}$$

Hierbei bedeuten:
I_0 : Intensität des Lichtes vor dem Durchgang durch die Lösung
I : Intensität des Lichtes nach dem Durchgang durch die Lösung
K : positive Konstante
c : Konzentration (Anteil der gelösten Substanz am Volumen der Lösung)

Welche der nachfolgenden Aussagen ist diesem Gesetz zufolge für den Fall richtig, daß Licht durch reines Wasser (c = 0) geht?

(A) Die Intensität des Lichtes wird nicht verändert.
(B) I_0 ist größer als I.
(C) Die Intensität des Lichtes wird um den Faktor 10^{-K} verringert.
(D) Die Intensität des Lichtes nach Durchgang durch das Wasser ist umgekehrt proportional zur Intensität vor dem Durchgang.
(E) Nach Durchgang durch das Wasser besitzt das Licht genau ein Zehntel der ursprünglichen Intensität.

Bitte umblättern und sofort weiterarbeiten!

77) Eine Person erhält einmalig eines Morgens 1 g eines Medikaments. Am Ende eines jeden Tages sind 80 Prozent der zu Beginn des Tages noch im Körper vorhandenen Menge dieses Medikaments ausgeschieden.

Etwa wieviel Milligramm (mg) des Medikaments sind am Ende des 4. Tages nach der Einnahme noch im Körper vorhanden?

(A) weniger als 2 mg
(B) 8 mg
(C) 16 mg
(D) 40 mg
(E) 80 mg

78) Der menschliche Körper ist in der Lage, für eine kurze Zeit die für die Tätigkeit erforderliche Energie auch dann bereitzustellen, wenn die Sauerstoffaufnahme nicht völlig ausreicht. Es dürfen jedoch insgesamt höchstens 12 l bis 15 l Sauerstoff fehlen ("O_2-Schuld"). Wenn ein Sportler, der ein O_2-Aufnahmevermögen von 3 l pro Minute und ein "O_2-Schuldvermögen" von 14 l hat, eine Tätigkeit erbringt, die 4 l O_2 pro Minute erfordert, dann kann er diese Tätigkeit 14 Minuten durchhalten.

Wann wäre die Toleranzgrenze erreicht, wenn der Sauerstoffverbrauch pro Minute auf das Doppelte erhöht würde?

(A) nach 1,7 Minuten
(B) nach 1,8 Minuten
(C) nach 2,5 Minuten
(D) nach 2,8 Minuten
(E) nach 3,5 Minuten

79) Das erste Ficksche Diffusionsgesetz erlaubt quantitative Aussagen zu Diffusionsprozessen. Zwei Räume seien durch eine permeable (durchlässige) Membran der Dicke l und der Fläche F voneinander getrennt; in Raum 1 herrsche die hohe Teilchenkonzentration C_1, in Raum 2 die niedrigere Teilchenkonzentration C_2; m sei die pro Zeiteinheit diffundierende (d.h. die Membran durchdringende) Substanzmenge. Es gilt:

$$m = D \frac{F}{l} (C_1 - C_2),$$

wobei D ein von der Beschaffenheit der Trennwand und der Art der diffundierenden Teilchen abhängiger Proportionalitätsfaktor ist (alle in der Gleichung vorkommenden Ausdrücke seien größer als null; D = 1).

Beurteilen Sie die folgenden Aussagen auf ihre Richtigkeit:

I. Wird F verdoppelt und gleichzeitig C_2 halbiert, so bleibt m konstant.

II. Ist die Membran kreisförmig, so wird durch Verdoppelung ihres Durchmessers d die Menge m in demselben Maße verändert wie durch Vervierfachung von C_2.
(Für die Kreisfläche F gilt: $F = \frac{\pi}{4} \cdot d^2$)

III. m kann im Laufe eines Diffusionsprozesses konstant gehalten werden, indem man l proportional zur abnehmenden Differenz zwischen C_1 und C_2 verändert.

(A) Nur Aussage I ist richtig.
(B) Nur Aussage II ist richtig.
(C) Nur Aussage III ist richtig.
(D) Nur die Aussagen II und III sind richtig.
(E) Keine der drei Aussagen ist richtig.

80) Jedes radioaktive Element besitzt als charakteristische Eigenschaft seine sogenannte Halbwertszeit t_H, die angibt, in welcher Zeit genau die Hälfte der jeweiligen Ausgangsmenge zerfällt.

Welche der folgenden Aussagen ist <u>falsch</u>?

(A) Nach einem Zeitraum von 3 t_H ist nur noch 1/9 der Ausgangsmenge vorhanden.
(B) Nach einem Zeitraum von 5 t_H ist nur noch 1/32 der Ausgangsmenge vorhanden.
(C) Ein Element A, dessen Halbwertszeit doppelt so groß ist wie die eines Elementes B, benötigt doppelt soviel Zeit, um auf 1/4 seiner Ausgangsmenge abzunehmen, wie das Element B.
(D) Je kleiner die Halbwertszeit, um so schneller läuft der Zerfall ab.
(E) Ein Element A, dessen Halbwertszeit dreimal so groß ist wie die eines Elementes B, benötigt dreimal soviel Zeit wie das Element B, um auf 1/8 seiner Ausgangsmenge abzunehmen.

Bitte umblättern und sofort weiterarbeiten!

81) Eine "Lösung L" von Alkohol in Wasser entstehe durch Mischung von einem Liter der "Lösung 30" (Konzentration von 30 Volumenprozent; d.h.: das Volumen des Alkohols macht 30 Prozent des gesamten Volumens der Lösung aus) mit zwei Litern einer "Lösung 60" (60 Volumenprozent; jeweils Alkohol in Wasser). Die Konzentration der "Lösung L" beträgt dann ...

(A) 30 Volumenprozent.
(B) 40 Volumenprozent.
(C) 45 Volumenprozent.
(D) 50 Volumenprozent.
(E) mehr als 50 Volumenprozent.

82) Für die Brennweite f einer Bikonvexlinse gilt die Formel

$$\frac{1}{f} = (n - 1) \cdot \left(\frac{1}{r_1} + \frac{1}{r_2}\right) \qquad \text{mit } n > 1,\ r_1 > 0,\ r_2 > 0$$

Wie verändert sich die Brennweite f, wenn man r_1 vergrößert?

(A) Ihr reziproker Wert wird größer.
(B) Ihr reziproker Wert hängt dann ausschließlich von r_2 ab.
(C) Ihr Wert wird größer.
(D) (Die Frage kann nur beantwortet werden, wenn r_2 bekannt ist.)
(E) (Es ist keine Aussage möglich, da auch n berücksichtigt werden muß.)

83) Eine bestimmte Krankheit bringt zwei Symptome a und b hervor, die entweder allein oder zusammen auftreten können. Symptom a ist bei 70 Prozent aller Kranken zu erkennen, Symptom b bei 90 Prozent.

Geben Sie die Mindestprozentzahl der Kranken an, die beide Symptome haben!

(A) 80 Prozent
(B) 60 Prozent
(C) 40 Prozent
(D) 30 Prozent
(E) 20 Prozent

84) Bei einem 70 kg schweren Mann verursacht die Einnahme von 40 g Alkohol einen Blutalkoholspiegel von etwa 1 Promille. Pro 10 kg Körpergewicht wird ca. 1 g Alkohol je Stunde abgebaut.

Ein ca. 70 kg schwerer Mann hat nach einem Verkehrsunfall Fahrerflucht begangen. Zweieinhalb Stunden nach dem Unfall wird bei ihm ein Blutalkoholspiegel von 0,5 Promille gemessen. Wie hoch war der Alkoholspiegel zur Unfallzeit ungefähr? (Der Mann hat nach dem Unfall keinen Alkohol mehr zu sich genommen.)

(A) 0,75 Promille
(B) 0,80 Promille
(C) 0,95 Promille
(D) 1,15 Promille
(E) 1,35 Promille

Bitte umblättern und sofort weiterarbeiten!

85) Hämoglobin (Hb) macht etwa 16 Prozent der Masse des Blutes aus. Die Fähigkeit des Hb, Sauerstoff zu binden, beruht auf seinem Eisengehalt, der etwa 0,336 Prozent der Hb-Masse beträgt. Ein Gramm Eisen vermag 400 cm^3 Sauerstoff zu binden.

Wenn die Sauerstoffbindungskapazität des Eisens voll genutzt wird, wieviel Sauerstoff kann dann von 100 Gramm Blut gebunden werden?

(A) ca. 3/4 cm^3
(B) ca. 4/3 cm^3
(C) ca. 16 cm^3
(D) ca. 22 cm^3
(E) ca. 32 cm^3

86) Ein Wassermolekül besteht aus 2 Teilen Wasserstoff und 1 Teil Sauerstoff. Ein Sauerstoffteilchen ist 16 mal so schwer wie ein Wasserstoffteilchen.

Welches ist der prozentuale Anteil des Sauerstoffs am Gewicht eines Wassermoleküls?

(A) 94,1 Prozent
(B) 88,9 Prozent
(C) 87,5 Prozent
(D) 66,7 Prozent
(E) 33,3 Prozent

87) Die elektrische Spannung U ist der Stromstärke I direkt proportional. Der Proportionalitätsfaktor ist der Widerstand R.
Die elektrische Leistung P ist das Produkt aus Spannung und Stromstärke.

Welches ist diejenige Formel für die Leistung, in der P nicht von der Stromstärke abhängt?

(A) $P = \frac{1}{R}$

(B) $P = U^2 \cdot R$

(C) $P = U \cdot R$

(D) $P = \frac{U}{R}$

(E) $P = \frac{U^2}{R}$

88) Ein Liter einer wässrigen Lösung enthält n Moleküle Rohrzucker, eine zweite wässrige Lösung enthält pro Liter m Moleküle Malzzucker. Man entnimmt der ersten Lösung 100 ml, gibt dazu 100 ml Wasser, und dann gießt man diese Lösung mit 100 ml der Malzzuckerlösung zusammen.

Wie viele Moleküle beider Zuckerarten enthalten 100 ml der so entstandenen Mischung?

(A) $\frac{m}{30}$ Moleküle Malzzucker, $\frac{n}{60}$ Moleküle Rohrzucker

(B) $\frac{m}{20}$ Moleküle Malzzucker, $\frac{n}{20}$ Moleküle Rohrzucker

(C) $\frac{m}{10}$ Moleküle Malzzucker, $\frac{n}{30}$ Moleküle Rohrzucker

(D) $\frac{m}{10}$ Moleküle Malzzucker, $\frac{n}{60}$ Moleküle Rohrzucker

(E) $\frac{m}{30}$ Moleküle Malzzucker, $\frac{n}{30}$ Moleküle Rohrzucker

Bitte umblättern und sofort weiterarbeiten!

89) Die Analyse einer Blutprobe ergibt 5 Millionen Erythrozyten, 7000 Leukozyten und 300000 Thrombozyten pro Milliliter Blut.

Wie groß etwa ist die Gesamtzahl der Erythrozyten, Leukozyten und Thrombozyten in 5 Litern Blut?

(A) $5{,}3 \cdot 10^{9}$
(B) $2{,}7 \cdot 10^{10}$
(C) $5{,}3 \cdot 10^{12}$
(D) $2{,}7 \cdot 10^{13}$
(E) $5{,}3 \cdot 10^{13}$

90) Beim Durchfluß durch die Lunge nimmt das Blut Sauerstoff auf. Die hierbei von der Lunge selbst verbrauchte Sauerstoffmenge kann vernachlässigt werden, so daß man annehmen kann, daß der gesamte aufgenommene Sauerstoff mit dem Blut von der Lunge aus ins Gewebe transportiert wird. Wenn man die Sauerstoffkonzentration im Blut vor und nach dem Durchfluß durch die Lunge bestimmt und aus der Atemluft die Sauerstoffmenge ermittelt, die in einer bestimmten Zeit aufgenommen wurde, kann man näherungsweise die Blutmenge berechnen, die in dieser Zeit durch die Lunge strömte.

Die Sauerstoffkonzentration im Blut sei vor der Lunge 0,16 Liter Sauerstoff pro Liter Blut, nach Durchfluß durch die Lunge 0,21 Liter Sauerstoff pro Liter Blut. Die aufgenommene Sauerstoffmenge sei 400 Milliliter pro Minute (1 ml = 1/1000 l).

Welche Blutmenge strömt dann pro Minute durch die Lunge?

(A) 0,8 Liter pro Minute
(B) 1,25 Liter pro Minute
(C) 4 Liter pro Minute
(D) 8 Liter pro Minute
(E) 12 Liter pro Minute

91) Die optimale Lebenstemperatur einer bestimmten Bakterienart liegt bei 40 °C. Bei dieser Temperatur beträgt die Vermehrungsrate 100 Prozent pro Tag (d.h. die Anzahl der Bakterien verdoppelt sich jeden Tag), während die Sterberate pro Tag (d.h. der Anteil der Bakterien, die im Verlauf eines Tages absterben) den Wert 0 hat, so daß alle Bakterien überleben. Sinkt die Temperatur, so sinkt die Vermehrungsrate gleichmäßig um 5 Prozentpunkte je Grad Temperaturabsenkung, bis sich die Bakterien bei 20 °C überhaupt nicht mehr vermehren; gleichzeitig steigt die Sterberate um 2 Prozentpunkte je Grad Temperaturabsenkung, bis bei -10 °C alle Bakterien absterben.

Bei welcher Temperatur gleichen sich Vermehrungsrate und Sterberate in etwa aus, so daß die Anzahl der Bakterien annähernd konstant bleibt?

(A) 14 °C
(B) 20 °C
(C) 24 °C
(D) 26 °C
(E) 32 °C

92) Durchstrahlt man eine Rohrzuckerlösung mit einem Laserstrahl, so wird die Schwingungsebene der Lichtwelle gedreht. Der Drehwinkel ist proportional zur Konzentration der Lösung und zur Dicke der durchstrahlten Schicht.
Eine Rohrzuckerlösung mit der Konzentration 10 g/l verursacht einen Drehwinkel α_1, wenn die Schichtdicke d_1 = 6 cm beträgt. Einem Liter dieser Lösung gibt man noch 5 g Rohrzucker hinzu.

Wie groß muß die Schichtdicke d_2 gewählt werden, damit in dieser zweiten Lösung der Drehwinkel den gleichen Wert α_1 hat wie in der ersten Lösung?

(A) 1,5 cm
(B) 4 cm
(C) 4,8 cm
(D) 7,5 cm
(E) 9 cm

Bitte umblättern und sofort weiterarbeiten!

93) Das Verhalten realer Gase läßt sich für gewisse Bereiche verhältnismäßig gut durch die "van der Waalsche Zustandsgleichung" beschreiben:

$$(p + \frac{a}{V^2}) \cdot (V - b) = n \cdot R \cdot T$$

p = Druck (Einheit Pa)
V = Volumen (Einheit m^3)
T = absolute Temperatur (Einheit K)
n = Stoffmenge (Einheit mol)
a, b und R seien Konstanten.

Welche Einheit hat die Konstante R? (Die eckige Klammer bedeutet: "Einheit von".)

(A) $[R] = 1/(mol \cdot K)$
(B) $[R] = Pa \cdot m^3 \cdot mol/K$
(C) $[R] = Pa \cdot m^3/(K \cdot mol)$
(D) $[R] = Pa/(m^3 \cdot K \cdot mol)$
(E) $[R] = Pa/(m^6 \cdot K \cdot mol)$

94) Eine gewisse Art von Bakterien vermehrt sich in der Weise, daß am ersten Tag aus einem Bakterium zwei, am nächsten aus zwei vier werden usw. Nach 24 Tagen ist das Gefäß, in dem das erste Bakterium angesiedelt wurde, voll.

Hätte man statt einem vier Bakterien angesiedelt, wann wäre das Gefäß voll geworden?

(A) nach 5 Tagen
(B) nach 6 Tagen
(C) nach 18 Tagen
(D) nach 20 Tagen
(E) nach 22 Tagen

95) Das Hagen-Poiseuillesche Gesetz zur Berechnung des Volumenstromes von Flüssigkeiten in einem Rohr lautet:

$$\dot{V} = \frac{\Delta p \cdot r^4 \cdot \pi}{8 \cdot l \cdot \eta}$$

Welcher Wert ergibt sich für die Viskosität η einer Flüssigkeit, wenn die Druckdifferenz $\Delta p = 100\ N/cm^2$, der Radius $r = 0{,}01$ cm, die Länge des Rohres $l = 3{,}14$ cm und der Volumenstrom $\dot{V} = 0{,}125\ \frac{cm^3}{s}$ betragen ($\pi \approx 3{,}14$)?

(A) 1 N s/cm^2
(B) 10^{-1} N s/cm^2
(C) 10^{-2} N s/cm^2
(D) 10^{-4} N s/cm^2
(E) 10^{-6} N s/cm^2

96) Bei konstanter Temperatur verhalten sich die Volumina abgeschlossener Gasmengen umgekehrt proportional zum jeweils herrschenden Außendruck. Ein Ballon steigt von der Erdoberfläche, wo ein Druck von 1013 hPa herrscht, auf; der Luftdruck nimmt mit steigender Höhe ab.

Bei welchem Außendruck - die Temperaturdifferenz sei vernachlässigbar - hat sich das Gasvolumen im Ballon auf 125 Prozent des Ausgangsvolumens ausgedehnt?

(A) 1267 hPa
(B) 810 hPa
(C) 760 hPa
(D) 253 hPa
(E) 203 hPa

Nicht umblättern! Warten Sie auf das Zeichen des Testleiters! **STOP**

Konzentriertes und sorgfältiges Arbeiten — Bearbeitungszeit: 8 Minuten

Mit diesem Test soll Ihre Fähigkeit, rasch, sorgfältig und konzentriert zu arbeiten, erfasst werden.

Auf dem folgenden Blatt finden Sie 40 Zeilen, die aus den Zeichen C und O gebildet werden.

Ihre Aufgabe ist,
zeilenweise (von links nach rechts) jedes C durchzustreichen,
wenn danach das Zeichen O folgt.

C̸ O

Sie dürfen kein C markieren, wenn danach nicht ein O folgt. Ebenso dürfen Sie kein O markieren. Dies wären Fehler. Hier sehen Sie ein richtig bearbeitetes Beispiel:

c̸ o o o o c c̸ o o o o c̸ o o o c c c̸ o o c c̸ o c c c c c̸ o c c̸ o c̸ o c̸ o c̸ o o o

Beginnen Sie mit der Bearbeitung in der ersten Zeile. Wenn eine Zeile fertig bearbeitet ist, beginnen Sie unaufgefordert sofort vorn in der nächsten Zeile und tun Sie das so lange, bis das Zeichen zum Aufhören gegeben wird. Das erste Zeichen einer Zeile zählt nicht für die vorhergehende Zeile, d.h. das letzte Zeichen jeder Zeile muss <u>nie</u> durchgestrichen werden. In jeder Zeile beginnt die Suche also erneut. Überspringen Sie keine Zeilen, weil alle Fehler **vor dem letzten bearbeiteten** Zeichen gezählt werden.

Markieren Sie die Zeichen **<u>deutlich</u>** – malen Sie aber nicht in andere Zeilen oder Zeichen. Denken Sie daran, dass Sie hier durch zu schwache, zu kurze oder sonstige falsche Markierungen Punkte einbüßen können!

Sie sollten in diesem Test anstelle eines Bleistiftes einen dünnen schwarzen oder blauen Filzschreiber verwenden. Durch Radieren bzw. Korrigieren verlieren Sie zu viel Zeit – in dieser Zeit können Sie üblicherweise mehr Zeichen richtig bearbeiten.

Arbeiten Sie so schnell, aber auch so genau wie möglich; die Zahl der fälschlich angestrichenen und der fälschlich nicht angestrichenen Zeichen im bearbeiteten Teil wird von der Gesamtzahl der richtig markierten Zeichen abgezogen.

Vermutlich werden Sie nicht alle Zeichen bearbeiten können – die Zahl der Zeichen ist für die zur Verfügung stehende Arbeitszeit sehr reichlich bemessen.

Im Original-Testheft ist der Konzentrationstest auf einer DIN A4-Seite abgedruckt. Für die vorliegende Veröffentlichung ist dieser Untertest nicht verkleinert worden. Des kleineren Druckformats wegen musste er jedoch auf zwei Seiten verteilt werden. Wenn Sie die Aufgaben bearbeiten wollen, drehen Sie das Buch bitte im Uhrzeigersinn um 90 Grad.

Nicht umblättern! Warten Sie auf das Zeichen des Testleiters! **STOP**

Name: ______________________ Vorname: ______________________

Label hier

Konzentriertes und sorgfältiges Arbeiten

Bitte nur so markieren: Ø O oder Ø O

1	O	C	O	C	C	O	C	O	O	O	O	C	C	O	C	C	C	O	O	O	O	C	C	C	O	O	O	C	O	O	C	C	O	C	O	O	O	O	C	O
2	O	C	C	O	O	O	C	C	C	C	O	O	O	C	O	C	C	C	O	C	O	C	O	O	C	O	C	O	C	C	C	O	C	C	O	O	O	O	O	O
3	C	C	C	O	C	C	C	O	C	O	O	O	C	O	O	O	C	O	O	O	O	O	O	C	C	O	C	C	O	O	O	C	O	O	C	O	C	C	O	C
4	C	O	O	O	O	C	C	O	O	O	O	C	O	O	O	C	C	C	O	O	C	C	O	C	C	C	C	C	O	C	C	O	C	O	C	O	C	O	O	O
5	C	C	C	O	C	O	O	C	C	C	O	O	O	O	O	C	O	C	O	O	C	C	C	C	O	C	C	C	O	C	C	C	O	C	O	O	C	C	C	O
6	C	O	C	O	O	C	C	O	C	C	C	O	C	O	C	C	C	C	C	C	O	O	O	O	C	O	C	C	C	C	C	C	O	C	C	O	O	C	C	O
7	O	C	C	O	O	O	O	O	C	C	O	O	C	C	O	C	C	O	O	O	O	C	O	C	O	O	C	O	C	C	C	O	C	O	O	O	C	O	O	O
8	O	O	C	O	C	C	O	C	C	O	O	O	C	O	O	O	C	O	C	O	C	O	C	O	O	C	C	C	O	O	O	O	O	O	C	O	O	O	O	C
9	C	O	C	C	O	O	C	C	C	O	O	C	O	C	C	O	O	O	C	C	O	O	O	C	C	O	C	C	C	O	O	C	C	C	O	C	O	O	O	O
10	O	O	O	C	C	O	C	O	O	O	O	C	O	C	O	O	C	C	O	C	C	O	C	C	O	O	O	C	O	C	C	O	O	O	C	C	C	O	C	C
11	O	O	O	C	O	O	C	O	C	C	C	C	O	C	O	O	C	O	C	C	C	O	O	C	O	O	C	C	C	O	C	O	C	C	C	O	O	C	C	C
12	O	C	O	C	O	C	O	O	C	O	O	O	C	C	C	O	C	C	C	C	O	O	C	C	O	C	O	O	O	C	C	C	O	C	C	C	O	O	O	O
13	O	O	C	C	O	O	O	O	C	O	C	O	O	O	C	O	C	C	C	O	C	O	C	C	O	O	O	C	O	C	C	C	O	O	O	O	C	O	O	C
14	C	O	C	C	O	O	C	O	C	O	C	C	O	C	O	O	C	C	O	C	C	O	O	C	C	O	O	O	O	O	O	C	C	C	C	C	C	O	C	C
15	O	O	C	O	O	O	C	O	O	C	C	O	C	O	C	C	O	C	C	C	O	C	O	O	O	C	O	O	O	O	O	C	O	O	O	C	C	O	O	O

16	O	C	O	C	C	O	O	O	C	O	O	O	C	C	C	C	O	O	O	C	O	C	O	C	O	O	O	C	O	O	O	O	C	O	C	C	O	O	O	O
17	C	C	O	O	O	O	O	C	O	O	C	O	C	O	C	O	C	C	C	O	O	C	O	O	O	O	C	C	O	C	C	C	O	O	O	C	C	O	C	C
18	C	O	C	C	O	O	C	C	C	O	O	O	C	O	O	O	O	C	C	O	C	C	C	O	C	C	C	O	C	C	O	O	O	C	O	O	C	O	O	O
19	O	O	C	O	C	O	C	O	O	C	C	O	C	C	O	C	O	O	O	O	C	C	O	C	C	C	C	C	C	O	O	O	O	C	O	C	O	O	O	O
20	C	C	O	O	C	C	C	O	C	C	C	O	O	C	O	O	C	O	O	O	C	C	C	O	C	O	C	C	C	O	O	O	C	C	C	O	O	C	O	O
21	O	O	C	O	C	O	C	O	C	C	C	C	C	C	C	O	C	O	C	C	O	O	C	C	O	C	C	C	C	O	O	C	O	O	O	C	C	O	O	C
22	C	C	C	C	O	O	C	O	O	O	C	O	O	C	C	O	C	O	O	O	C	O	O	C	C	O	C	C	O	O	C	C	C	O	C	C	C	O	C	C
23	C	C	O	C	C	C	O	O	O	C	O	O	O	C	C	C	O	O	O	O	C	C	O	C	O	C	O	O	C	C	O	O	C	O	O	C	O	C	C	C
24	C	O	C	C	C	C	O	O	C	C	C	O	O	C	C	C	C	C	O	O	C	O	C	O	C	C	O	O	O	C	O	C	C	O	C	C	O	O	O	O
25	C	O	O	C	O	O	C	C	C	C	C	O	O	C	C	C	O	C	C	O	O	C	O	O	O	O	C	O	C	C	O	O	O	C	O	C	O	C	C	C
26	C	O	C	O	C	C	O	O	O	O	O	O	C	C	C	O	C	O	C	O	O	O	O	C	C	C	C	C	O	C	O	C	C	O	O	O	C	C	C	O
27	C	C	C	O	O	C	O	O	O	O	C	C	O	C	C	O	O	C	C	C	O	C	O	C	C	O	O	C	C	C	O	O	O	O	C	O	C	O	C	C
28	C	C	O	O	C	O	O	O	C	O	C	O	O	C	O	O	O	C	C	C	O	C	O	C	C	C	O	O	O	O	C	C	C	C	O	C	O	O	C	C
29	C	O	C	C	C	O	C	C	O	C	C	C	O	O	C	O	C	O	O	O	C	C	O	O	O	O	C	O	O	O	O	C	O	C	C	O	O	O	O	C
30	O	C	O	C	O	C	O	O	O	C	C	O	O	C	C	C	O	O	C	O	C	C	O	C	C	O	C	C	C	C	C	C	C	O	C	C	C	O	C	C
31	O	C	O	O	O	C	C	C	O	O	O	C	O	O	O	C	O	O	C	O	C	C	O	O	C	O	C	C	O	C	C	C	C	C	O	C	C	C	O	O
32	O	O	C	C	O	O	C	O	C	O	O	C	O	O	O	C	O	O	C	C	C	C	O	O	O	C	C	C	O	C	O	C	O	C	C	C	C	C	C	O
33	C	C	O	O	C	C	C	O	O	C	O	O	C	C	C	C	C	O	C	O	C	C	O	O	C	C	O	O	C	O	O	O	C	O	C	O	O	O	O	C
34	C	O	C	C	C	O	C	O	O	O	C	C	C	O	O	C	O	O	O	O	O	C	O	O	C	C	O	C	C	O	O	O	O	C	O	O	O	C	O	C
35	C	O	O	C	O	O	O	C	C	O	C	C	C	O	C	C	O	C	O	C	C	C	O	O	C	O	O	O	O	O	C	C	C	O	O	O	C	C	O	C
36	C	C	C	C	C	C	O	O	O	C	C	O	O	O	C	C	O	C	C	C	C	O	C	O	C	O	C	O	C	O	O	C	C	C	O	O	O	O	C	O
37	O	C	O	C	O	O	O	C	O	O	O	C	O	O	C	C	O	C	O	O	C	C	O	C	C	C	C	O	C	O	O	O	O	O	O	O	C	O	O	C
38	O	C	C	O	O	C	O	C	O	C	C	C	C	C	O	O	C	C	C	O	O	C	C	C	O	C	C	O	C	C	O	O	C	O	C	O	C	C	C	C
39	O	C	C	O	C	C	C	C	O	C	C	O	O	C	O	C	O	O	C	C	C	O	C	C	C	O	O	C	C	C	O	C	C	C	C	O	C	O	O	C
40	C	O	C	O	C	C	O	O	C	C	O	C	C	C	O	O	O	C	C	O	C	O	O	O	C	C	O	O	O	C	C	C	C	O	C	C	C	C	O	C

ITB
Consulting GmbH

Test für medizinische Studiengänge
TMS

Lernheft

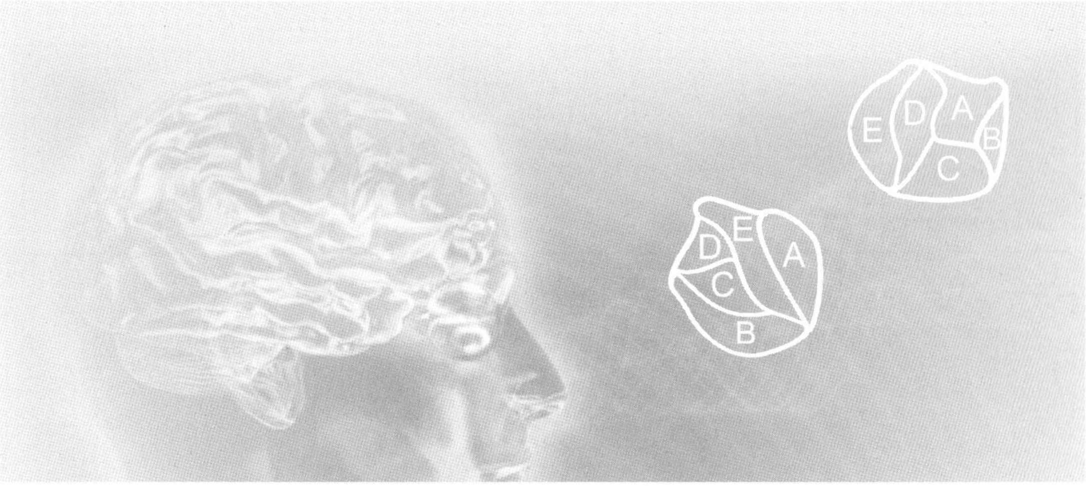

Figuren lernen (Einprägephase) **Lernzeit: 4 Minuten**

Dieser Test prüft, wie gut Sie sich Einzelheiten von Gegenständen, die Sie mit dem Auge wahrnehmen, einprägen und merken können.

Es werden Ihnen 20 Figuren vorgegeben; ein Teil jeder Figur ist geschwärzt.

Ein Beispiel:

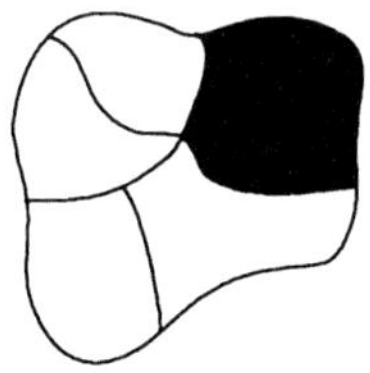

Die Figuren einschließlich der Lage der schwarzen Flächen sollen Sie sich nun so einprägen, daß Sie später angeben können, welcher Teil der Abbildung geschwärzt war. Die Figuren werden Ihnen dann jedoch in veränderter Reihenfolge vorgelegt.

Ein Beispiel für die Art, in der Sie später abgefragt werden:

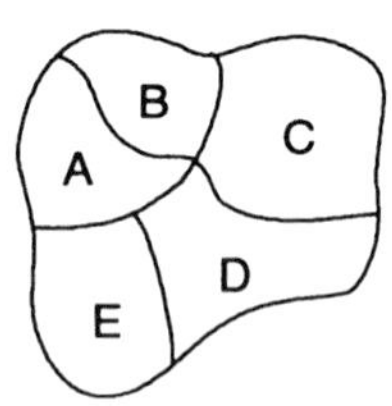

Die Lösung wäre (C).

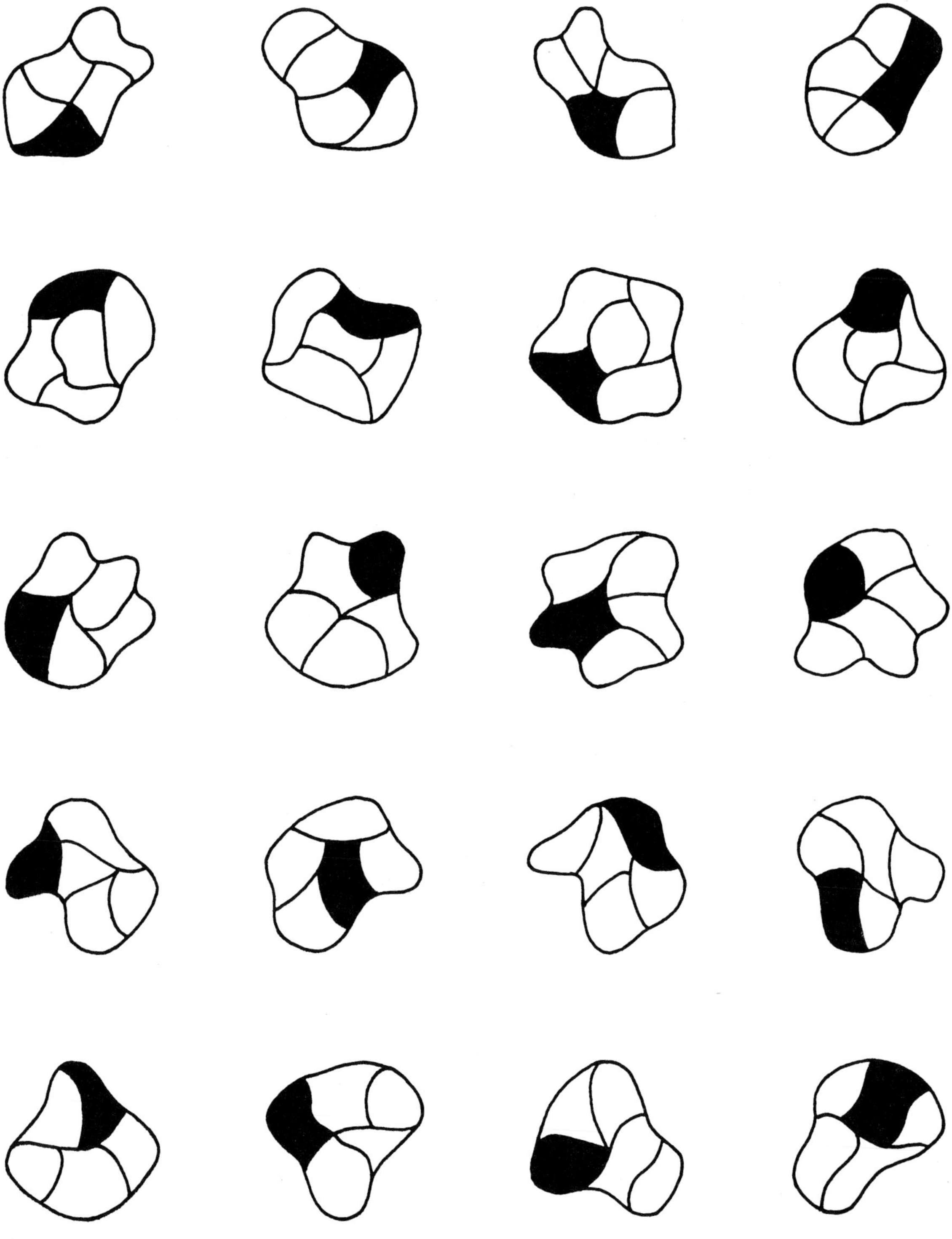

Nicht umblättern! Warten Sie auf das Zeichen des Testleiters!

STOP

Fakten lernen (Einprägephase) **Lernzeit: 6 Minuten**

Der folgende Untertest soll prüfen, wie gut Sie sich Fakten einprägen und merken können.

15 Patienten werden Ihnen vorgestellt; Sie erfahren jeweils den Namen, die Altersgruppe, Beruf und Geschlecht, ein weiteres Beschreibungsmerkmal (z.B. Familienstand) sowie die Diagnose.

Ein Beispiel für eine derartige Fallbeschreibung:

Lemke: ca. 30 Jahre, Dachdecker, ledig - Schädelbasisbruch

Ihre Aufgabe ist es nun, sich die Informationen über jede Person so einzuprägen, daß Sie später Fragen nach Details beantworten können.

Eine solche Frage könnte z.B. lauten:

Der Patient mit dem Schädelbasisbruch ist von Beruf ...

(A) Installateur.
(B) Lehrer.
(C) Dachdecker.
(D) Handelsvertreter.
(E) Physiker.

Die richtige Antwort wäre (C).

Fels:	ca. 20 Jahre,	Hostess, ledig - Heiserkeit
Bergmann:	ca. 20 Jahre,	Taxifahrer, nervös - Hautausschlag
Steiner:	ca. 20 Jahre,	Kellnerin, überwiesen - Beckenbruch
Weißlich:	ca. 30 Jahre,	Polizist, alleinerziehend - Schuppenflechte
Roth:	ca. 30 Jahre,	Rechtsanwältin, depressiv - Stirnhöhlenvereiterung
Grauner:	ca. 30 Jahre,	Vollzugsbeamter, Notfall - Rückgratverletzung
Metzler:	ca. 40 Jahre,	Heimleiterin, verwitwet - Mandelentzündung
Foerster:	ca. 40 Jahre,	Sozialarbeiterin, kontaktarm - Allergie
Gärtner:	ca. 40 Jahre,	Pfarrer, Kurklinik - Bandscheibenschäden
Friedmann:	ca. 55 Jahre,	Biologin, verheiratet - Oberschenkelbruch
Bleibtreu:	ca. 55 Jahre,	Landwirt, Intensivstation - Hautkrebs
Selig:	ca. 55 Jahre,	Gärtner, ängstlich - Mittelohrentzündung
Walther:	ca. 65 Jahre,	Feinmechaniker, mißtrauisch - Knochenkrebs
Rainers:	ca. 65 Jahre,	technische Zeichnerin, Ambulanz - Nasenbluten
Fritzner:	ca. 65 Jahre,	Statiker, pensioniert - Furunkel

ITB
Consulting GmbH

Test für medizinische Studiengänge

TMS

Nachmittag

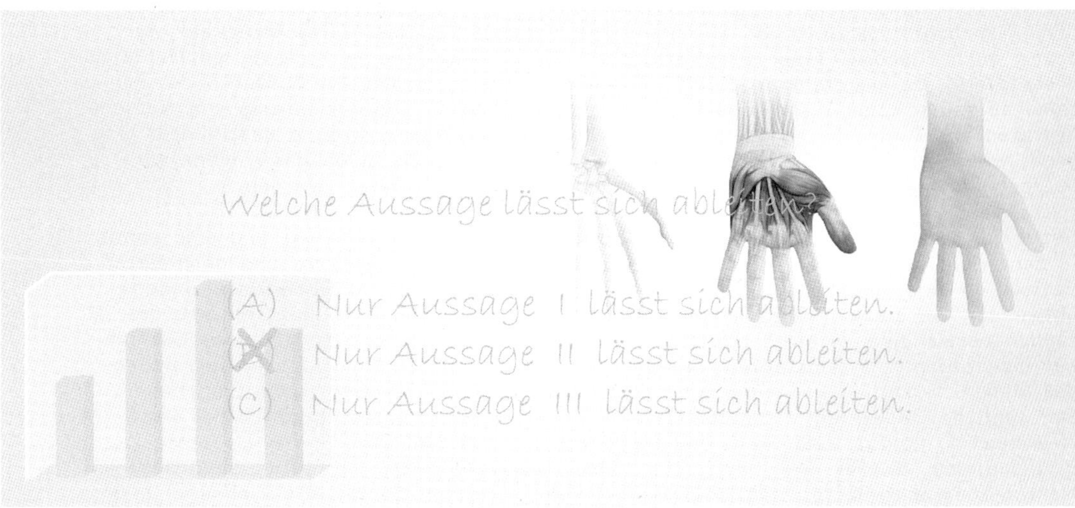

Textverständnis **Bearbeitungszeit: 60 Minuten**

Mit den Aufgaben 97 bis 120 wird die Fähigkeit geprüft, umfangreiches und komplexes Textmaterial aufzunehmen und zu verarbeiten. Vier Texte werden Ihnen vorgelegt. Auf jeden Text folgen sechs Fragen, die sich ausschließlich auf den Inhalt des betreffenden Textes beziehen.
Wählen Sie bei jeder Frage die zutreffende Antwort aus, und markieren Sie den Lösungsbuchstaben auf dem Antwortbogen.

Text zu den Fragen 97 - 102

Hauptbestandteile unserer Nahrung sind Proteine (Eiweiße), Kohlenhydrate (Stärke, Zucker) und Fette. Die tägliche Zufuhr an Kohlenhydraten sollte durchschnittlich etwa 400 g, an Proteinen und Fetten jeweils 70 g betragen. Die ernährungsphysiologische Wertigkeit von Proteinen ist unterschiedlich; ein Protein ist umso hochwertiger, je mehr essentielle Aminosäuren es enthält. Aminosäuren sind die Bausteine der Proteine; sie werden zum Aufbau körpereigener Substanzen, wie z.B. der Muskulatur, der Enzyme und der Plasmaeiweiße, verwendet. Essentielle Aminosäuren können im Gegensatz zu allen anderen Aminosäuren vom Körper nicht oder nicht in ausreichender Menge synthetisiert werden und müssen daher mit der Nahrung aufgenommen werden. Besonders hochwertiges Eiweiß findet sich vor allem in Nahrungsmitteln tierischer Herkunft, wie z.B. in Milch, Fleisch, Fisch und Eiern. Die Wertigkeit pflanzlicher Eiweiße ist dagegen, von wenigen Ausnahmen abgesehen, im allgemeinen niedriger.

Die für den menschlichen Organismus wichtigen Kohlenhydrate sind fast ausschließlich pflanzlicher Herkunft; so enthalten z.B. Früchte Fructose (Fruchtzucker) und häufig auch Glucose (Traubenzucker). Kohlenhydrate sind keine essentiellen Nahrungsbestandteile, da sie der menschliche Organismus z.B. aus den Aminosäuren der Proteine aufbauen kann, nicht jedoch aus Fettsäuren. Diese Synthetisierung von Kohlenhydraten aus Aminosäuren gewährleistet die Kohlenhydratversorgung bestimmter Organe, wie etwa des Gehirns oder der roten Blutkörperchen, auch dann, wenn vorübergehend keine Kohlenhydrate mit der Nahrung aufgenommen werden.

Fette kommen in fast allen Nahrungsmitteln tierischer Herkunft vor und sind somit in den wichtigsten Eiweißlieferanten mitenthalten. Im Gegensatz zu den gesättigten Fettsäuren sind bestimmte ungesättigte Fettsäuren (essentielle Fettsäuren) lebensnotwendig. Da sie vom Organismus nicht synthetisiert werden können, müssen die täglich notwendigen 5 bis 8 g in der Nahrung enthalten sein. Als Vitamine bezeichnet man organische Substanzen, die der Organismus nicht oder nicht in ausreichender Menge herstellen kann und die kalorisch keine nennenswerte Bedeutung haben. Der tägliche Bedarf an Vitaminen ist mengenmäßig sehr unterschiedlich; er liegt zwischen 75 mg für Vitamin C und 0,005 mg für Vitamin B_{12}. Spurenelemente (z. B. Eisen, Jod, Kupfer, Molybdän, Zink) sind, ebenso wie die Vitamine, essentielle Nahrungsbestandteile; ihr täglicher Bedarf liegt zwischen 15 mg für Zink und 0,15 mg für Jod. Der kalorische Nährwert der Hauptbestandteile unserer Nahrung beträgt 17 kJ/g für Proteine und Kohlenhydrate und 40 kJ/g für Fette (1 kJ = 0,24 kcal).

* *Die Bearbeitungszeit wird hier — wie seit 1986 auch bei den Testabnahmen — mit 60 Minuten angegeben. Die Aufgaben stammen jedoch aus einer früheren Version dieses Untertests, für deren Bearbeitung nur 45 Minuten zur Verfügung gestanden hatten. Personen, die die 60 Minuten voll in Anspruch nehmen, werden daher bei der vorliegenden Aufgabengruppe vermutlich etwas besser abschneiden als bei den neueren Versionen, die — bei unveränderter Aufgabenzahl — von vornherein auf eine Bearbeitungszeit von 60 Minuten angelegt worden sind.*

Für die normale Energieversorgung des menschlichen Organismus spielen die Kohlenhydrate die Hauptrolle, gefolgt von den Fetten. Die ausgeglichene Zufuhr aller Nahrungsstoffe ist am besten durch eine gemischte Kost gewährleistet, wobei eine überkalorische Ernährung vermieden werden sollte (der Energiebedarf eines "Schreibtischarbeiters" beträgt etwa 10500 kJ pro Tag). Ein Zuviel von etwa 40 kJ gemischter Kost führt zu einer Gewichtszunahme von 1 g, während totales Fasten zu einer Gewichtsabnahme von 340 g pro Tag führt.

(Raum für Skizzen und Notizen)

97) Welche der nachstehenden Aussagen über Fette, Vitamine oder Spurenelemente ist dem Text zufolge falsch?

(A) Der menschliche Organismus synthetisiert täglich 6-8 g essentielle Fettsäuren.
(B) Vitamine haben keinen nennenswerten kalorischen Nährwert.
(C) Der Bedarf an Vitamin C beträgt 75 mg pro Tag.
(D) Das vom Menschen am meisten benötigte Spurenelement ist Zink.
(E) Spurenelemente sind essentielle Nahrungsbestandteile.

Bitte umblättern und sofort weiterarbeiten!

98) Welche der nachstehenden Forderungen gilt dem Text zufolge nicht für eine optimale Ernährung?

(A) Die Nahrung sollte reich an essentiellen Aminosäuren sein.
(B) Die Nahrung sollte mehr gesättigte als ungesättigte Fettsäuren enthalten.
(C) Der kalorische Nährwert der Nahrung sollte bei leichter körperlicher Arbeit durchschnittlich zwischen 10000 und 11000 kJ pro Tag liegen.
(D) Der Gehalt der Nahrung an essentiellen Fettsäuren sollte 6 bis 8 g pro Tag betragen.
(E) In der Nahrung müssen Spurenelemente enthalten sein.

99) Welche der nachstehenden Aussagen über Aminosäuren ist dem Text zufolge falsch?

(A) Der menschliche Organismus kann Kohlenhydrate aus Aminosäuren synthetisieren.
(B) Essentielle Aminosäuren müssen mit der Nahrung zugeführt werden.
(C) Pflanzliche Proteine sind besonders reich an essentiellen Aminosäuren.
(D) Eiweiße bestehen aus Aminosäuren.
(E) Der ernährungsphysiologische Wert der Proteine richtet sich nach ihrem Gehalt an essentiellen Aminosäuren.

100) Welche der nachstehenden Aussagen über Kohlenhydrate ist dem Text zufolge richtig?

(A) Kohlenhydrate sind essentielle Nahrungsbestandteile.
(B) Der menschliche Organismus kann Spurenelemente aus Kohlenhydraten abbauen.
(C) Bei einer gesunden Ernährung sollten täglich mehr Eiweiße als Kohlenhydrate zugeführt werden.
(D) Kohlenhydrate sind die wichtigsten Energielieferanten für den Organismus.
(E) Der kalorische Nährwert der Kohlenhydrate beträgt 40 kJ/g.

101) Welche der nachstehenden Aussagen über Ernährungsfragen ist dem Text zufolge richtig?

(A) Die tägliche Eiweißzufuhr sollte etwa 250 g betragen.
(B) Pflanzliches Eiweiß ist im allgemeinen besonders hochwertig.
(C) Die wichtigsten Eiweißlieferanten sind besonders fettarm.
(D) Der ernährungsphysiologische Wert der Kohlenhydrate richtet sich nach ihrem Gehalt an Spurenelementen.
(E) (Keine der Aussagen A bis D ist richtig.)

102) Welche der nachstehenden Aussagen über die Fette in unserer Nahrung ist dem Text zufolge <u>nicht</u> zutreffend?

(A) Der Fettgehalt der Nahrung sollte mengenmäßig etwa ihrem Gehalt an Eiweiß entsprechen.
(B) Der menschliche Organismus kann Kohlenhydrate aus Fettsäuren synthetisieren.
(C) Fette sind in Fisch, Fleisch, Milch und Eiern enthalten.
(D) Fette in der Nahrung müssen eine bestimmte Menge essentieller Fettsäuren enthalten.
(E) Fette sind nach den Kohlenhydraten die wichtigsten Energielieferanten unter den Nahrungsbestandteilen.

Bitte umblättern und sofort weiterarbeiten!

Text zu den Fragen 103 - 108

Nitrosamine gehören zu den am meisten krebserregenden Substanzen, die wir kennen. Rund 80 Prozent der über 130 Nitrosaminarten haben sich im Tierversuch als krebserzeugend erwiesen. Besonders stark wirksame Verbindungen dieser Substanzklasse sind an den unterschiedlichsten Tierarten, wie z.B. an Fischen, Vögeln, Affen, Nagetieren sowie an Haustieren (Hund, Katze, Schwein) getestet worden. Keine dieser Tierarten erwies sich als widerstandsfähig gegen die krebserzeugende Wirkung der Nitrosamine. Zwar gibt es bisher keine schlüssigen Beweise, daß diese Substanzen auch beim Menschen krebserregend wirken; es ist jedoch relativ unwahrscheinlich, daß der Mensch auf Nitrosamine anders reagieren sollte als alle Tierarten, die bisher untersucht worden sind.

Im Tierversuch erzeugen Nitrosamine ein breites Spektrum von Tumoren an praktisch allen Organen. Durch gezielte Anwendung bestimmter Nitrosamine sowie durch entsprechende Dosierung und Verabreichungsform lassen sich bestimmte Organe selektiv und reproduzierbar treffen, so beispielsweise die Speiseröhre, der Magen, die Bauchspeicheldrüse, die Leber, die Nieren, der Darm, die Harnblase, die Lunge und die Nasenhöhlen. Der Ort der Tumorbildung kann von Tierart zu Tierart verschieden sein. Tierversuche erlauben aus diesem Grunde keine Aussage darüber, wo Tumoren beim Menschen entstehen könnten. Die Stärke der krebserregenden Wirkung der Nitrosamine kann aus Dosis-Wirkungs-Untersuchungen abgeschätzt werden; sie haben gezeigt, daß sich kleine Dosen in ihrer Wirkung summieren. Werden Nitrosamine über längere Zeiträume hinweg verabreicht, nimmt die Zahl der gebildeten Tumoren entsprechend der Gesamtdosis zu. In einer großangelegten Untersuchung wurden in der Bundesrepublik in den vergangenen beiden Jahren 3000 Proben von 170 verschiedenen Lebensmitteln auf ihren Gehalt an Nitrosaminen überprüft. Dabei wurden Lebensmittel mit hohem Verzehr entsprechend häufiger untersucht als Lebensmittel mit geringem Verzehr. Es zeigte sich, daß 41 Prozent aller untersuchten Proben Nitrosamine oberhalb der Nachweisgrenze von 1 µg/kg enthielten. Die krebserzeugenden Dosen für Tiere liegen nach Schätzungen aufgrund von Tierversuchen mindestens 1000 mal höher, d.h. in der Größenordnung von 1 mg/kg.

In der nachfolgenden Tabelle sind einige wichtige Lebensmittel angeführt sowie die prozentualen Anteile, welche diese Lebensmittel jeweils zur Gesamtmenge der täglich aufgenommenen Nitrosamine beitragen (die Prozentwerte gelten für einen durchschnittlichen männlichen Bundesbürger).

Lebensmittel	Nitrosaminanteil (Prozent der täglichen Gesamtmenge)
Bier	64
Fleischwaren	10
Käse	1
Sonstiges	25 (Durchschnittswert)

Im Durchschnitt werden mit der Nahrung etwa 1,1 µg Nitrosamine pro Tag aufgenommen. Davon entfallen auf das Bier allein 0,7 µg. Die Herkunft der Nitrosamine im Bier konnte inzwischen geklärt und sein Nitrosamingehalt durch entsprechende Maßnahmen gesenkt werden.

103) Überprüfen Sie die beiden folgenden Aussagen einschließlich der Verknüpfung auf ihre Richtigkeit:

I. Man kann annehmen, daß Nitrosamine auch beim Menschen krebserregend wirken,
weil
II. Nitrosamine bei allen überprüften Tierarten krebserregend wirken.

(A) Aussage I ist richtig, Aussage II ist richtig, die Verknüpfung ist richtig.
(B) Aussage I ist richtig, Aussage II ist richtig, die Verknüpfung ist falsch.
(C) Aussage I ist richtig, Aussage II ist falsch.
(D) Aussage I ist falsch, Aussage II ist richtig.
(E) Aussage I ist falsch, Aussage II ist falsch.

104) Welche der nachstehenden Aussagen über Wirkung und Mengen von Nitrosaminen ist dem Text zufolge <u>falsch?</u>

(A) Die Nachweisgrenze für Nitrosamine liegt gegenwärtig bei 1 µg/kg.
(B) Etwa 80 Prozent aller untersuchten Nahrungsmittel haben einen Nitrosamingehalt oberhalb der Nachweisgrenze.
(C) Nitrosamine addieren sich in ihrer Wirkung bei anhaltender Zufuhr in kleinen Dosen.
(D) Die Verabreichungsform der Nitrosamine hat einen Einfluß darauf, welches Organ angegriffen wird.
(E) Die durchschnittliche Aufnahme von Nitrosaminen mit der Nahrung betrug zum Zeitpunkt der Lebensmitteluntersuchung für männliche Personen etwas über 1 µg pro Tag.

Bitte umblättern und sofort weiterarbeiten!

105) Welche der drei nachstehenden Aussagen ist bzw. sind dem Text zufolge zutreffend?

I. Man kann davon ausgehen, daß Nitrosamine beim Menschen Tumoren vor allem an Magen und Speiseröhre erzeugen.
II. Das von einem bestimmten Nitrosamin bevorzugt angegriffene Organ ist bei verschiedenen Tierarten stets dasselbe.
III. Bei Tierversuchen zeigen bereits Dosen von 1 µg/kg krebserzeugende Wirkung.

(A) Nur Aussage II ist zutreffend.
(B) Nur Aussage III ist zutreffend.
(C) Nur die Aussagen I und II sind zutreffend.
(D) Nur die Aussagen II und III sind zutreffend.
(E) Keine der Aussagen I bis III ist zutreffend.

106) Welche der drei nachfolgenden Aussagen zur krebserzeugenden Wirkung der Nitrosamine läßt bzw. lassen sich aus dem vorangegangenen Text ableiten?

I. Bei etwa einem Fünftel aller Nitrosaminarten konnte keine krebserzeugende Wirkung festgestellt werden.
II. Für den Menschen liegt die krebserzeugende Nitrosamindosis bei etwa 1 µg pro Tag.
III. Nitrosamine erzeugen bei allen bisher untersuchten Tierarten Krebs.

(A) Nur Aussage I läßt sich ableiten.
(B) Nur die Aussagen I und II lassen sich ableiten.
(C) Nur die Aussagen I und III lassen sich ableiten.
(D) Nur die Aussagen II und III lassen sich ableiten.
(E) Alle drei Aussagen lassen sich ableiten.

107) Welche der drei nachstehenden Aussagen über Nitrosamine ist bzw. sind dem Text zufolge zutreffend?

Nitrosamine ...

I. sind in etwa 40 Prozent aller Nahrungsmittel in Mengen enthalten, die sich im Tierversuch als krebserzeugend erwiesen haben.
II. sind im Fleisch der Nahrung in besonders großer Menge enthalten.
III. sind in weniger als der Hälfte aller bisher untersuchten Nahrungsmittel mit den verfügbaren Methoden nachweisbar.

(A) Nur Aussage I ist richtig.
(B) Nur Aussage III ist richtig.
(C) Nur die Aussagen I und III sind richtig.
(D) Nur die Aussagen II und III sind richtig.
(E) Keine der Aussagen I bis III ist richtig.

108) Überprüfen Sie die beiden folgenden Aussagen einschließlich der Verknüpfung auf ihre Richtigkeit:

I. Bier gehört zu den Nahrungsmitteln, deren krebserzeugende Wirkung für den Menschen nachgewiesen ist,
denn,
II. wie eine großangelegte Untersuchung ergab, enthält Bier 64 µg Nitrosamin pro Liter.

(A) Aussage I ist richtig, Aussage II ist richtig, die Verknüpfung ist richtig.
(B) Aussage I ist richtig, Aussage II ist richtig, die Verknüpfung ist falsch.
(C) Aussage I ist richtig, Aussage II ist falsch.
(D) Aussage I ist falsch, Aussage II ist richtig.
(E) Aussage I ist falsch, Aussage II ist falsch.

Text zu den Fragen 109 - 114

Verschiedene Arten des Fingerhuts (Digitalis) sind, ebenso wie die Meerzwiebel (Scilla maritima), schon sehr lange als Arzneipflanzen bekannt. Obwohl sie nicht systematisch miteinander verwandt sind, enthalten beide Pflanzen herzwirksame Substanzen, sogenannte Glykoside, mit sehr ähnlichen Molekülstrukturen. Bei der Fingerhutpflanze, die auch heute noch Lieferant für die wichtigen Digitalis-Glykoside ist, stellte man bereits im 18. und 19. Jahrhundert zur Sicherung einer besseren Dosierung Regeln für die Verarbeitung der Blätter auf. Vor dieser Zeit hatte man wassersüchtigen Patienten, nach Art einer harntreibenden Arznei, einen Sud aus abgekochten Fingerhutblättern verabreicht. Dabei wurden so starke Dosierungen verwendet, daß es nach der Einnahme in der Regel zu Übelkeit und Erbrechen bei den behandelten Personen kam. Diese Wirkung kannte man bereits durch die Anwendung der Meerzwiebel und sah sie als Mittel zur Bekämpfung der Wassersucht an. Der Zusammenhang zwischen Flüssigkeitsansammlungen im Gewebe und einer verminderten Herzleistung (Herzinsuffizienz) war zu jener Zeit noch nicht bekannt. Erst um 1780 wurde die fördernde Wirkung von Glykosiden auf die Kontraktionskraft des Herzmuskels erkannt. Aber bis zur Analyse des chemischen Aufbaus der Glykoside blieb man bei der Anwendung auf die Erfahrung angewiesen, die u.a. auf der Wirkung von Überdosen beruhte.

Zwischen 1864 und 1874 gelang die Gewinnung reiner Glykosidkristalle, wobei 5 kg Fingerhutblätter benötigt wurden, um 1 g Glykoside zu isolieren. Die beiden wichtigsten Digitalis-Glykoside sind Digoxin und Digitoxin; sie machen etwa 20 bis 30 Prozent der insgesamt isolierbaren Glykoside aus. Digoxin ist im Gegensatz zu Digitoxin gut wasserlöslich; es wird zu lediglich 60 bis 70 Prozent aus dem Magen-Darm-Trakt ins Blut aufgenommen (resorbiert) und im Blut zu etwa 30 Prozent an Eiweißkörper gebunden. Digitoxin ist im Gegensatz zu Digoxin gut fettlöslich; es wird daher fast vollständig resorbiert und im Blut zu etwa 95 Prozent gebunden. Beide Glykoside unterscheiden sich auch hinsichtlich der Geschwindigkeit, mit der sie im Körper abgebaut und ausgeschieden werden. Pro Tag werden etwa 30 Prozent einer aufgenommenen Digoxinmenge wieder ausgeschieden; bei Digitoxin sind es, u.a. aufgrund der hohen Bluteiweißbindung, lediglich 10 Prozent. Digitoxin und seine Abbauprodukte werden zu etwa 60 Prozent über die Nieren ausgeschieden, Digoxin zu rund 80 Prozent; die Restmengen werden jeweils durch Leber und Galle eliminiert. Trotz dieser Kenntnisse kam es bis etwa 1960 noch bei einem knappen Viertel der mit Glykosiden behandelten Personen durch Überdosierungen zu Vergiftungserscheinungen wie z.B. Appetitlosigkeit, Übelkeit, Herzarhythmien und Störungen des Farbensehens.

Bitte umblättern und sofort weiterarbeiten!

Erst durch die Entwicklung von Methoden zur sicheren Messung von Glykosidkonzentrationen im Blut wurden die Ursachen für diese Vergiftungserscheinungen erkannt. Es zeigte sich, daß eine therapeutische Vollwirkung mit einer Anfangsdosierung von täglich zunächst 0,8 mg, dann 0,7 mg, 0,6 mg und zuletzt 0,3 mg erreicht werden kann, daß zur Erhaltung der Konzentration im Blut dann aber für Digitoxin nur noch 0,1 mg, für Digoxin 0,4 mg täglich notwendig sind (Erhaltungsdosis). Setzt man bei Digitoxin die tägliche Dosierung mit 0,4 mg fort, dann treten bereits nach etwa 2 Wochen Vergiftungserscheinungen auf. Auch bei beeinträchtigter Nierenfunktion kann durch die verzögerte Ausscheidung eine allmähliche Glykosidanreicherung im Körper entstehen, die zur Vergiftung führt.

Da vor allem ab dem 60. Lebensjahr die Funktionsfähigkeit der Nieren nicht selten beeinträchtigt ist, liegt hier eine Erklärung für das relativ häufige Auftreten von Nebenwirkungen bei der Verabreichung von herzwirksamen Digitalispräparaten. Auch eine Belastung des Leberstoffwechsels durch den Abbau von Barbitursäuren, die in Schlafmitteln enthalten sind, begünstigt bei Verwendung von Digitoxin dessen Anreicherung im Körper. Die unterschiedliche "Digitalisverträglichkeit" von behandelten Personen ist heute also erklärbar und kann bei einer Therapie durch eine Funktionsprüfung der Organe sowie durch eine Kontrolle der Einnahme weiterer Medikamente entsprechend berücksichtigt werden.

109) Welche der nachstehenden Aussagen über Vergiftungserscheinungen nach längerer Glykosidzufuhr trifft dem Text zufolge zu?

(A) Sie treten bei älteren Personen vergleichsweise seltener auf als bei jüngeren.
(B) Sie können durch eine eingeschränkte Nierenfunktion verursacht worden sein.
(C) Sie kommen durch eine allmähliche Glykosidanreicherung in der Leber zustande.
(D) Sie sind die Folge von anhaltender Übelkeit und Erbrechen.
(E) Sie sind die Folge einer reduzierten Glykosidbindung an Blutplasma-Eiweiße.

110) Welche der nachstehenden Aussagen über Erhaltungsdosierungen trifft bzw. treffen dem Text zufolge zu?

Die unterschiedlichen Erhaltungsdosierungen für Digitoxin und Digoxin ergeben sich u.a. aus ...

I. einer unterschiedlichen Resorption der beiden Glykoside aus dem Magen-Darm-Trakt.
II. einer unterschiedlichen Bindungsfähigkeit der beiden Glykoside an Eiweißkörper im Blut.
III. einer unterschiedlichen Löslichkeit der beiden Glykoside in Wasser bzw. Fett.

(A) Nur Aussage I trifft zu.
(B) Nur Aussage III trifft zu.
(C) Nur die Aussagen I und II treffen zu.
(D) Nur die Aussagen II und III treffen zu.
(E) Alle drei Aussagen treffen zu.

111) Welche der nachstehenden Aussagen über die Anreicherung von Digitalis-Glykosiden trifft dem Text zufolge <u>nicht</u> zu?

Die Anreicherung von Digitalis-Glykosiden im Körper ...

(A) kann eine Folge verminderter Glykosidausscheidung sein.
(B) kann durch Beibehaltung einer Anfangsdosierung von 0,7 bis 0,8 mg pro Tag eintreten.
(C) kann zu Herzarhythmien und Sehstörungen führen.
(D) kann durch besonders fettreiche Ernährung ausgelöst werden.
(E) kann durch regelmäßige Einnahme von Schlafmitteln mitverursacht sein.

112) Wie hoch ist dem Text zufolge der durchschnittlich extrahierbare Gewichtsanteil von Glykosiden an der Gesamtmenge der zur Glykosidgewinnung verarbeiteten Fingerhutblätter?

(A) 1 Prozent
(B) 0,5 Prozent
(C) 0,2 Prozent
(D) 0,1 Prozent
(E) 0,02 Prozent

Bitte umblättern und sofort weiterarbeiten!

113) Welche der nachstehenden Aussagen über Meerzwiebel und Fingerhut trifft dem Text zufolge zu?

Die wirksamen Stoffe aus Meerzwiebel und Fingerhut wurden in der Heilkunde vor dem 18. Jahrhundert ...

(A) in Überdosen verabreicht, um u.a. Erbrechen auszulösen.
(B) nur äußerlich, in Form von Blattaufgüssen, angewandt.
(C) überwiegend in Form von Wurzelextrakten verabreicht.
(D) gezielt gegen verminderte Herzleistung angewandt.
(E) in kristalliner Form gegen Wassersucht verabreicht.

114) Welche der nachstehenden Aussagen über Digoxin und Digitoxin ist bzw. sind dem Text zufolge zutreffend?

I. Eine Beeinträchtigung der Nierenfunktion führt bei regelmäßiger Digoxinzufuhr rascher zu Vergiftungserscheinungen als bei regelmäßigen Digitoxingaben.
II. Die herzstimulierende Wirkung einer bestimmten Digoxindosis hält länger an als die Wirkung einer gleichen Dosis Digitoxin.
III. 24 Stunden nach Verabreichung einer bestimmten Digitoxinmenge ist die Glykosidkonzentration im Blut höher als 24 Stunden nach Verabreichung der gleichen Menge Digoxin.

(A) Nur Aussage I trifft zu.
(B) Nur die Aussagen I und II treffen zu.
(C) Nur die Aussagen I und III treffen zu.
(D) Nur die Aussagen II und III treffen zu.
(E) Alle drei Aussagen treffen zu.

Text zu den Fragen 115 - 120

Stoßen zwei Lösungen unterschiedlicher Teilchenkonzentrationen direkt aufeinander, dann wandern Teilchen aus der Lösung mit höherer Konzentration in die Lösung mit niedrigerer Konzentration, bis ein Konzentrationsausgleich erreicht ist. Diesen Vorgang nennt man Diffusion. Die Stärke der Diffusionstendenz ist proportional der Konzentrationsdifferenz zwischen beiden Lösungen. Im Körper erfolgt Diffusion nicht nur innerhalb eines Flüssigkeitsraumes, sondern auch durch Barrieren hindurch, etwa durch die Membran der Zellen. Zwischen der intrazellulären Flüssigkeit (im Innern der Zelle) und der extrazellulären Flüssigkeit (außerhalb der Zelle) besteht in der Regel eine elektrische Potentialdifferenz, das sogenannte Membranpotential. Voraussetzung für die Entstehung eines solchen Potentials ist eine ungleiche Verteilung von Ionen inner- und außerhalb der Zelle und eine unterschiedliche Durchlässigkeit der Zellmembran für verschiedene Ionenarten. Den Großteil der intrazellulären Ionen machen negativ geladene Anionen (Eiweißmoleküle) aus, die sich im Extrazellulärraum kaum finden; sie sollen im folgenden mit A^- bezeichnet werden. Die Konzentration der positiv geladenen Kaliumionen (K^+) ist intrazellulär wesentlich höher als extrazellulär, für die Verteilung der ebenfalls positiv geladenen Natriumionen (Na^+) gilt das Umgekehrte. Die Zellmembran ist für die verschiedenen Ionenarten jeweils unterschiedlich durchlässig (permeabel): Für A^- ist sie praktisch nicht durchlässig, und in Ruhe ist ihre Leitfähigkeit für K^+ 10 bis 25 mal größer als diejenige für Na^+. Im Ruhezustand stellt sich zwischen Intra- und Extrazellulärraum ein sogenanntes Ruhepotential von -70 bis -90 mV ein, d.h. das Zellinnere ist gegenüber der extrazellulären Flüssigkeit negativ geladen. Die Größe des Ruhepotentials für eine bestimmte Ionenart läßt sich mit Hilfe der NERNSTschen Gleichung bestimmen: Für K^+ z.B. lautet die vereinfachte Formel $E_K = -61 \text{ mV} \cdot \log (K^+_i / K^+_a)$; sie beschreibt die Abhängigkeit des Ruhepotentials für K^+ (E_K) von der K^+-Konzentration in der Zelle (K^+_i) und außerhalb der Zelle (K^+_a). Für die hohe intrazelluläre K^+-Konzentration sind in der Zellmembran ablaufende chemische Prozesse verantwortlich, die Na^+ aktiv aus der Zelle und K^+ aktiv in die Zelle "pumpen", gegen einen elektrochemischen Gradienten; die dazu notwendige Energie stammt aus dem Zellstoffwechsel.

Nervenzellen haben im Organismus die Funktion, Informationen aufzunehmen und weiterzuleiten. Sie steuern außerdem die Funktionen anderer Zellen. Muskelzellen z.B. kontrahieren sich, wenn sie von den Nervenfasern motorischer Nervenzellen erregt werden. Ausschließlich bei diesen beiden Zellarten treten in aktivem Zustand kurze Änderungen der Membranpotentiale mit einer Umkehrung der Membranpolarität auf, die sogenannten Aktionspotentiale. Dabei ändert sich für Bruchteile von Sekunden die Membranpermeabilität. Die durch den elektrischen Impuls erregte Zellmembran erhöht kurzzeitig ihre Durchlässigkeit für Na^+, wodurch für eine tausendstel Sekunde die Möglichkeit eines - vom aktiven Transport unabhängigen und deshalb passiv genannten - Na^+-Einstroms in die Zelle besteht. Die anschließende Rückkehr zum Ruhepotential wird mit einem Nachlassen der Na^+-Permeabilität und mit einer Erhöhung der K^+-Permeabilität erklärt. Die Änderungen der selektiven Membranpermeabilitäten während des Aktionspotentials haben, insgesamt gesehen, praktisch keinen Einfluß auf die intrazellulären Ionenkonzentrationen.

Bitte umblättern und sofort weiterarbeiten!

115) Welche der nachstehenden Aussagen über den Ruhezustand der lebenden Zelle ist dem Text zufolge richtig?

(A) In Ruhe ist die Zellmembran vorwiegend für Na^+ durchlässig.
(B) In Ruhe ist die Zellmembran vorwiegend für K^+ durchlässig.
(C) In Ruhe ist die Zellmembran für K^+ und Na^+ gleichermaßen undurchlässig.
(D) In Ruhe ist die Zellmembran für K^+ und Na^+ gleichermaßen durchlässig.
(E) In Ruhe ist die intrazelluläre K^+-Konzentration niedriger als die extrazelluläre K^+-Konzentration.

116) Welche der nachstehenden Aussagen zum Aktionspotential ist dem Text zufolge falsch?

(A) Die Ausbildung eines Aktionspotentials ist von einer Zunahme negativer Ladung an der Innenseite der Zellmembran begleitet.
(B) Für die Ausbildung eines Aktionspotentials ist eine kurzfristige Änderung der Membranpermeabilität notwendig.
(C) Nur Nerven- und Muskelzellen können ein Aktionspotential bilden.
(D) Bei der Rückkehr vom Aktionspotential zum Ruhepotential erhöht sich die Permeabilität der Zellmembran für K^+.
(E) Bei der Rückkehr vom Aktionspotential zum Ruhepotential verringert sich die Permeabilität der Zellmembran für Na^+.

117) Welche der nachstehenden Aussagen ist dem Text zufolge richtig?

(A) Während des Ruhezustands sorgen aktive Transportprozesse dafür, daß die intrazelluläre Na^+-Konzentration gegenüber der extrazellulären erhöht ist.
(B) Der Na^+-Einstrom in die Zelle während des Aktionspotentials ist ein aktiver Transportprozeß.
(C) Die erhöhte Membranpermeabilität für K^+ während eines Aktionspotentials ist für die hohe intrazelluläre K^+-Konzentration der lebenden Zelle verantwortlich.
(D) Aktive Transportmechanismen pumpen K^+ gegen einen elektrochemischen Gradienten aus der Zelle in den Extrazellulärraum.
(E) Die hohe intrazelluläre K^+-Konzentration der lebenden Zelle ist durch die Wirkung einer energieverbrauchenden "Ionenpumpe" in der Zellmembran zu erklären.

118) Beurteilen Sie die beiden folgenden Aussagen einschließlich der Verknüpfung auf ihre Richtigkeit:

I. Die Zellmembran ist für Eiweißmoleküle praktisch nicht permeabel, daher
II. können die hauptsächlich im Extrazellulärraum vorkommenden Eiweißmoleküle nicht ins Zellinnere diffundieren.

(A) Aussage I ist richtig, Aussage II ist richtig, die Verknüpfung ist richtig.
(B) Aussage I ist richtig, Aussage II ist richtig, die Verknüpfung ist falsch.
(C) Aussage I ist richtig, Aussage II ist falsch.
(D) Aussage I ist falsch, Aussage II ist richtig.
(E) Aussage I ist falsch, Aussage II ist falsch.

119) Beurteilen Sie die beiden folgenden Aussagen einschließlich der Verknüpfung auf ihre Richtigkeit:

I. Während des Aktionspotentials kann die Zellmembran an ihrer Innenseite positiv geladen sein,
weil
II. während des Aktionspotentials durch aktive Transportprozesse in der Zellmembran die Na^+-Konzentration im Zellinneren ansteigt.

(A) Aussage I ist richtig, Aussage II ist richtig, die Verknüpfung ist richtig.
(B) Aussage I ist richtig, Aussage II ist richtig, die Verknüpfung ist falsch.
(C) Aussage I ist richtig, Aussage II ist falsch.
(D) Aussage I ist falsch, Aussage II ist richtig.
(E) Aussage I ist falsch, Aussage II ist falsch.

120) Welche der drei nachstehenden Aussagen ist bzw. sind dem Text zufolge richtig?

I. Diffusion ist ein Vorgang, bei dem Flüssigkeit aufgrund einer Druckdifferenz beiderseits einer Membran durch diese Membran hindurchtritt.
II. Wird der Zellstoffwechsel stillgelegt, dann erfolgt eine Angleichung der intra- und extrazellulären Na^+- und K^+-Konzentrationen.
III. Im Ruhezustand ist intrazellulär ein Überschuß an K^+ und A^-, extrazellulär ein Überschuß an Na^+ zu verzeichnen.

(A) Nur Aussage II ist richtig.
(B) Nur Aussage III ist richtig.
(C) Nur die Aussagen I und II sind richtig.
(D) Nur die Aussagen II und III sind richtig.
(E) Keine der Aussagen I bis III ist richtig.

Nicht umblättern! Warten Sie auf das Zeichen des Testleiters! **STOP**

Figuren lernen (Reproduktionsphase) **Bearbeitungszeit: 5 Minuten**

Geben Sie nun bitte an, welcher Teil jeder Figur im Lernheft schwarz ausgezeichnet war.
Markieren Sie für jede Figur den Lösungsbuchstaben auf Ihrem Antwortbogen.
(Beachten Sie bitte die **zeilenweise** Abfolge der Figuren!)

121)

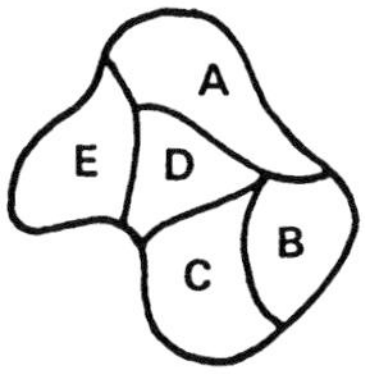

122)

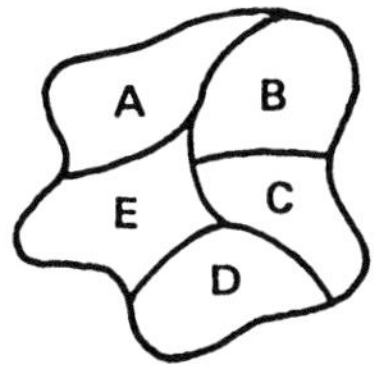

123)

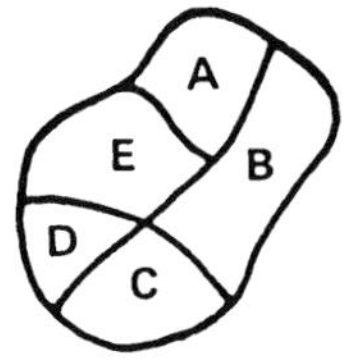

124)

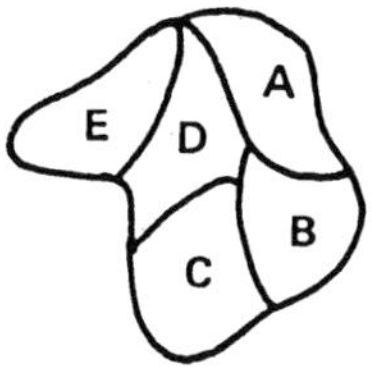

125)

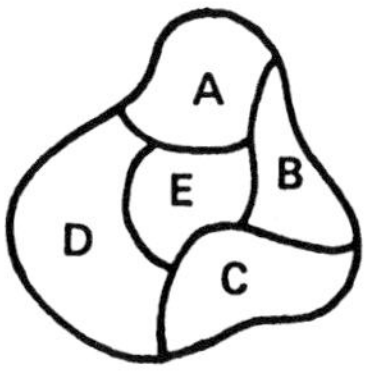

126)

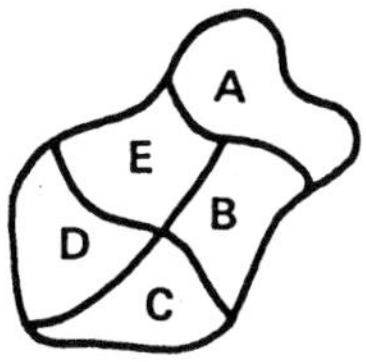

127)

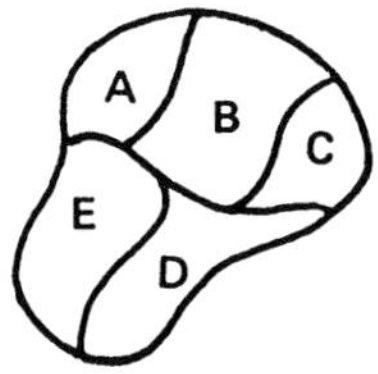

128)

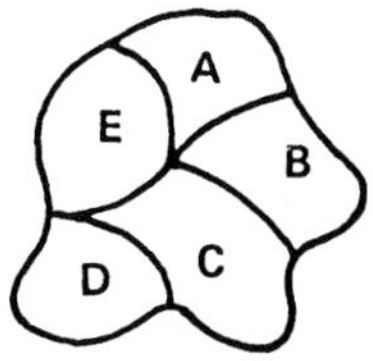

129)

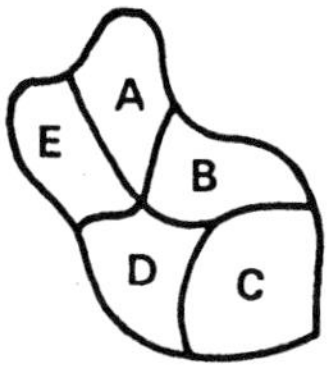

130)

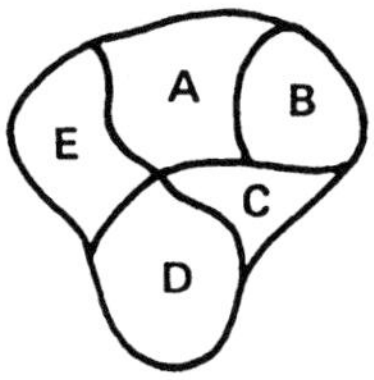

131)

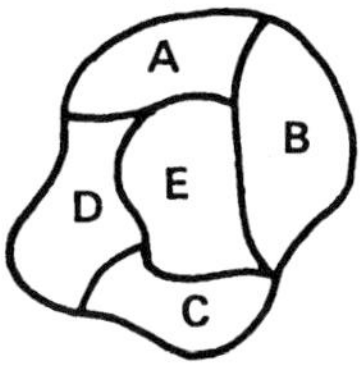

132)

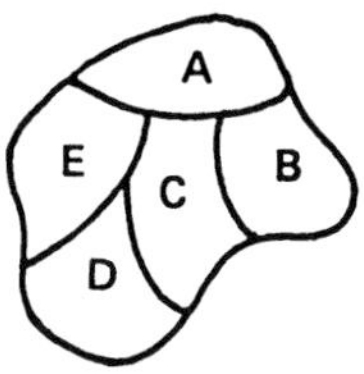

133)

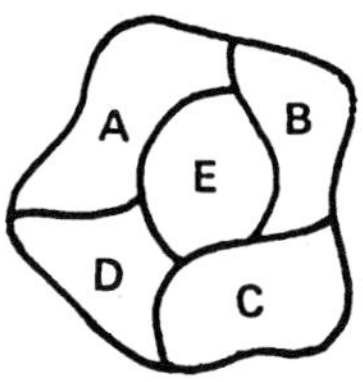

134)

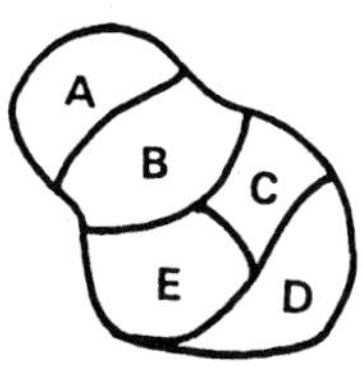

135)

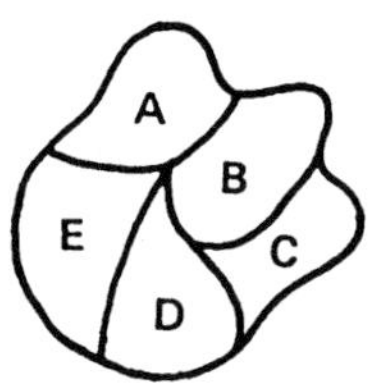

136)

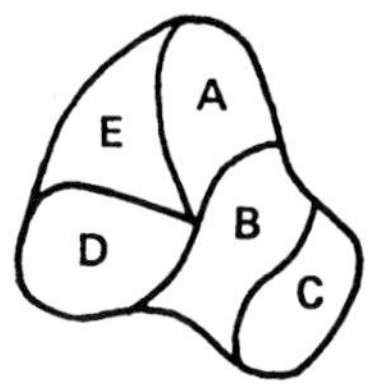

137)

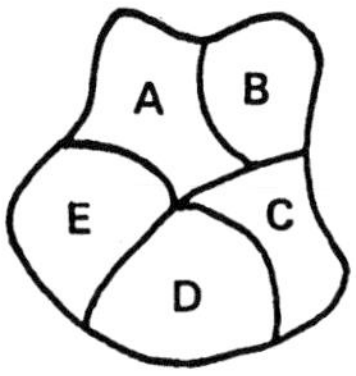

138)

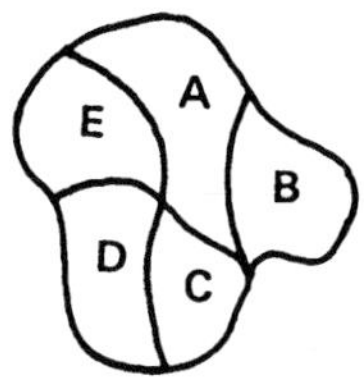

139)

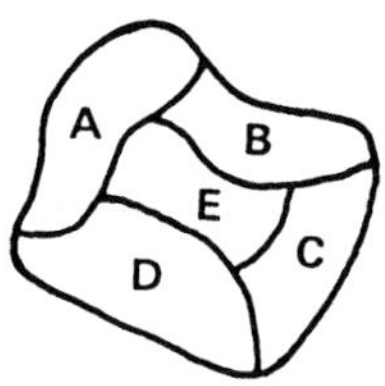

140)

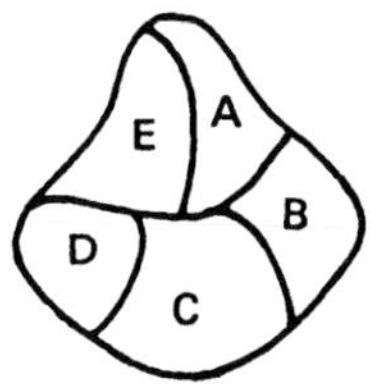

Nicht umblättern! Warten Sie auf das Zeichen des Testleiters!

STOP

Fakten lernen (Reproduktionsphase) **Bearbeitungszeit: 7 Minuten**

Sie hatten zuvor versucht, sich die Charakterisierungen von mehreren Personen einzuprägen.
Nun sollen Sie einige Fragen zu diesen Personen beantworten.
(Beachten Sie bitte die **spaltenweise** Abfolge der Fragen!)

141) Die ledige Patientin ist von Beruf ...

(A) Kellnerin.
(B) Heimleiterin.
(C) Hostess.
(D) technische Zeichnerin.
(E) Sozialarbeiterin.

142) Der Taxifahrer ...

(A) ist ängstlich.
(B) ist kontaktarm.
(C) wurde überwiesen.
(D) ist nervös.
(E) ist alleinerziehend.

143) Das Alter des Polizisten beträgt ...

(A) ca. 20 Jahre.
(B) ca. 30 Jahre.
(C) ca. 40 Jahre.
(D) ca. 55 Jahre.
(E) ca. 65 Jahre.

144) Der Landwirt leidet an ...

(A) Knochenkrebs.
(B) Hautausschlag.
(C) Rückgratverletzung.
(D) Hautkrebs.
(E) Mittelohrentzündung.

145) Der Patient mit dem Furunkel ist von Beruf ...

(A) Polizist.
(B) Pfarrer.
(C) Feinmechaniker.
(D) Taxifahrer.
(E) Statiker.

146) Die Sozialarbeiterin ...

(A) ist kontaktarm.
(B) wurde überwiesen.
(C) ist nervös.
(D) befindet sich in der Kurklinik.
(E) befindet sich in der Ambulanz.

147) Die Diagnose für den Feinmechaniker lautet:

(A) Knochenkrebs
(B) Ohrenschmerzen
(C) Oberschenkelbruch
(D) Hautkrebs
(E) Nasenbluten

148) Der an Schuppenflechte erkrankte Patient ist ...

(A) pensioniert.
(B) kontaktarm.
(C) alleinerziehend.
(D) verheiratet.
(E) depressiv.

149) Der Vollzugsbeamte heißt ...

(A) Grauner.
(B) Steiner.
(C) Fels.
(D) Bleibtreu.
(E) Weißlich.

150) Die Diagnose für den Notfallpatienten lautet:

(A) Nasenbluten
(B) Hautkrebs
(C) Oberschenkelbruch
(D) Rückgratverletzung
(E) Stirnhöhlenvereiterung

151) Die ca. 65jährige Patientin leidet an ...

(A) Ohrenschmerzen.
(B) Bandscheibenschäden.
(C) Nasenbluten.
(D) Knochenkrebs.
(E) Beckenbruch.

152) Der mißtrauische Patient heißt ...

(A) Bleibtreu.
(B) Bergmann.
(C) Fritzner.
(D) Selig.
(E) Walther.

153) Herr Selig ist von Beruf ...

(A) Pfarrer.
(B) Gärtner
(C) Taxifahrer.
(D) Landwirt.
(E) Feinmechaniker.

154) Die Patientin mit Mandelentzündung ist ...

(A) zur Kur.
(B) kontaktarm.
(C) depressiv.
(D) ledig.
(E) verwitwet.

155) Die Patientin, die sich das Becken gebrochen hat, ist ...

(A) ca. 20 Jahre alt.
(B) ca. 30 Jahre alt.
(C) ca. 40 Jahre alt.
(D) ca. 55 Jahre alt.
(E) ca. 65 Jahre alt.

156) Frau Steiner ...

(A) ist verheiratet.
(B) liegt auf der Intensivstation.
(C) ist ledig.
(D) ist kontaktarm.
(E) wurde überwiesen.

157) Die Diagnose für die Rechtsanwältin lautet:

(A) Mandelentzündung
(B) Allergie
(C) Hautausschlag
(D) Rückgratverletzung
(E) Stirnhöhlenvereiterung

158) Die Patientin in der Ambulanz ist von Beruf ...

(A) Kellnerin.
(B) technische Zeichnerin.
(C) Hostess.
(D) Sozialarbeiterin.
(E) Biologin.

159) Die Diagnose für Frau Friedmann lautet:

(A) Oberschenkelbruch
(B) Mandelentzündung
(C) Hautkrebs
(D) Beckenbruch
(E) Nasenbluten

160) Der Patient mit der Mittelohrentzündung ...

(A) ist verheiratet.
(B) ist depressiv.
(C) ist ängstlich.
(D) befindet sich in der Ambulanz.
(E) wurde überwiesen.

Nicht umblättern! Warten Sie auf das Zeichen des Testleiters! **STOP**

Diagramme und Tabellen **Bearbeitungszeit: 60 Minuten**

Mit dieser Aufgabengruppe wird die Fähigkeit geprüft, Diagramme und Tabellen richtig zu analysieren und zu interpretieren.
Suchen Sie jeweils unter den Lösungsvorschlägen die richtige Antwort auf die gestellte Frage aus. Zur Beantwortung sollen ausschließlich die in der Aufgabe dargebotenen Informationen herangezogen werden.

161) Ein Arzneimittel gegen Quecksilbervergiftungen soll an Mäusen getestet werden. Dazu wird eine Anzahl von Mäusen gleichen Alters und gleicher Größe in eine Test- und eine Kontrollgruppe gleichen Umfangs unterteilt. Die Mäuse der Testgruppe erhalten alle die gleiche Menge des Arzneimittels, während die Kontrollgruppe unbehandelt bleibt. Danach werden allen Tieren allmählich ansteigende Mengen eines Quecksilberpräparates so lange verabreicht, bis sie die Symptome einer Quecksilbervergiftung zeigen.

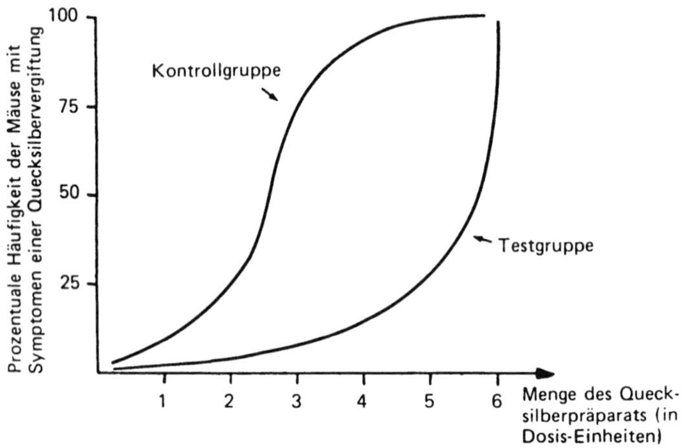

Welche Aussage läßt sich aus der Abbildung ableiten?

(A) Nach Verabreichung von 3 Einheiten des Quecksilberpräparates sind die Vergiftungssymptome in der Kontrollgruppe mehr als 7 mal häufiger als in der Testgruppe.
(B) Das Arzneimittel zeigt nach Verabreichung von 2 Einheiten des Quecksilberpräparates keine Wirkung.
(C) Das Arzneimittel zeigt seine größte Wirkung nach Verabreichung von 6 Einheiten des Quecksilberpräparates.
(D) Das Arzneimittel gegen Quecksilbervergiftung wirkt bei allen behandelten Mäusen gleich.
(E) Das Arzneimittel ist in der angewandten Dosis auch dann voll wirksam, wenn mehr als 6 Einheiten des Quecksilberpräparates verabreicht werden.

162) Die beiden Diagramme geben die Nierendurchblutung und den Harnfluß in Abhängigkeit vom arteriellen Blutdruck wieder.

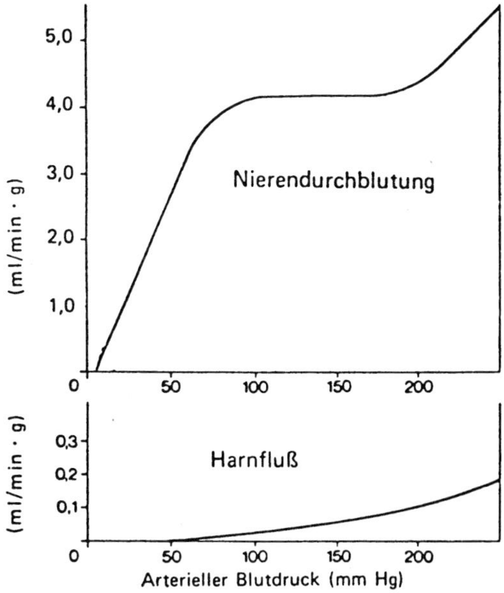

Welche der folgenden Aussagen trifft nach den Diagrammen zu?

(A) Nierendurchblutung und Harnfluß sind annähernd proportional zueinander.
(B) Wenn der arterielle Blutdruck unter 50 mm Hg fällt, wird die Niere nicht mehr durchblutet.
(C) Über weite arterielle Blutdruckbereiche sind Nierendurchblutung und Harnfluß konstant.
(D) Die Nierendurchblutung kann in gewissen Grenzen unabhängig vom arteriellen Blutdruck konstant gehalten werden.
(E) Bei stark überhöhtem arteriellen Blutdruck (über 200 mm Hg) kann die Niere ihre Ausscheidungsfunktion nicht mehr erfüllen.

163) Bei Säugetieren schwankt der Eiweißgehalt der Muttermilch stark von Art zu Art. Auch der Zeitpunkt nach der Geburt, bis zu dem sich das Geburtsgewicht verdoppelt, ist artabhängig. Wir sprechen im folgenden auch dann von "Säuglingen", wenn es sich um Nachkommen einer Tierart handelt.

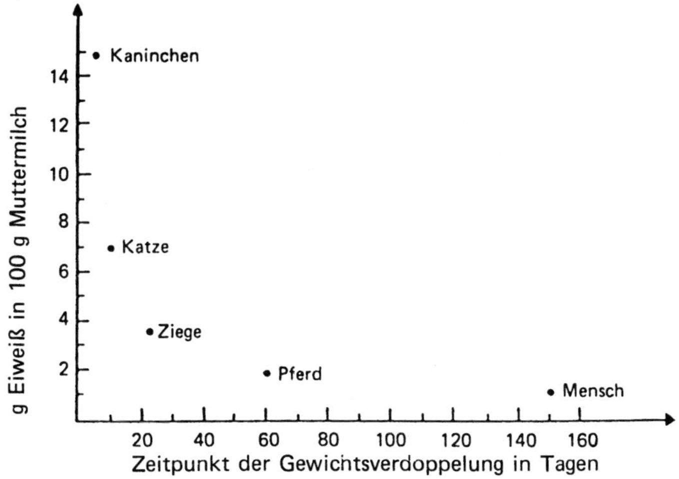

Welche Schlußfolgerung läßt sich aus der gegebenen Graphik korrekterweise ziehen?

(A) Je eiweißreicher die Milch ist, desto schneller ist das relative Wachstum einer Tierart nach der Geburt.
(B) Leichtere Säuglinge benötigen eiweißreichere Milch.
(C) Mit zunehmendem Alter des Säuglings nimmt der Eiweißbedarf ab.
(D) Ein junges Pferd benötigt weniger Eiweiß als ein junges Kaninchen.
(E) Das Produkt aus dem Eiweißgehalt der Milch und dem Zeitpunkt der Gewichtsverdoppelung ist für alle Tierarten gleich.

Bitte umblättern und sofort weiterarbeiten!

164) Zum Verständnis der unten stehenden, abgekürzten Sterbetafel zwei Ablesebeispiele:

a) Von 100 000 lebendgeborenen männlichen Personen vollenden 56 484 mindestens das 70. Lebensjahr.

b) Von 100 000 lebendgeborenen weiblichen Personen dagegen werden 74 632 mindestens 70 Jahre alt.

Sterbetafel 2003/05 in abgekürzter Form

vollendetes Altersjahr	von einem Ausgangsbestand von 100000 Lebendgeborenen erreichen das Alter x	
	männlich	weiblich
0	100000	100000
10	97004	97727
20	96132	97338
25	95375	97059
30	94724	96754
35	93919	96327
40	92806	95716
45	91076	94730
50	88464	93191
55	84457	90863
60	78499	87615
65	69488	82656
70	56484	74632
75	40377	61988
80	24015	44209

Welche der folgenden Feststellungen läßt sich nicht aus dieser Sterbetafel ableiten?

(A) Die Lebenserwartung der Frauen ist höher als die der Männer.

(B) Von der Geburt bis zur Vollendung des 10. Lebensjahres sterben mehr männliche Personen als nach Vollendung des 10. Lebensjahres bis zur Vollendung des 30. Lebensjahres.

(C) Die Sterblichkeit männlicher Personen ist im ersten Lebensjahrzehnt höher als die Sterblichkeit weiblicher Personen in den ersten 25 Jahren ihres Lebens.

(D) Die Zahl der männlichen Lebendgeborenen ist gleich der Zahl der weiblichen Lebendgeborenen; Unterschiede im Anteil der männlichen und weiblichen Personen an der Gesamtbevölkerung treten erst durch die geringere Sterblichkeit bei den Frauen auf.

(E) Über 90 Prozent aller lebendgeborenen weiblichen Personen erreichen mindestens das 55. Lebensjahr.

165) Ein Medikament wird in den Zellgeweben des Körpers durch Stoffwechselprozesse in seiner Molekularstruktur verändert; es entstehen drei abgewandelte Produkte, die anschließend allmählich ausgeschieden werden. Nach einmaliger Gabe des Medikamentes ergeben sich im Blutplasma die in der Graphik gezeigten Konzentrationsverhältnisse.

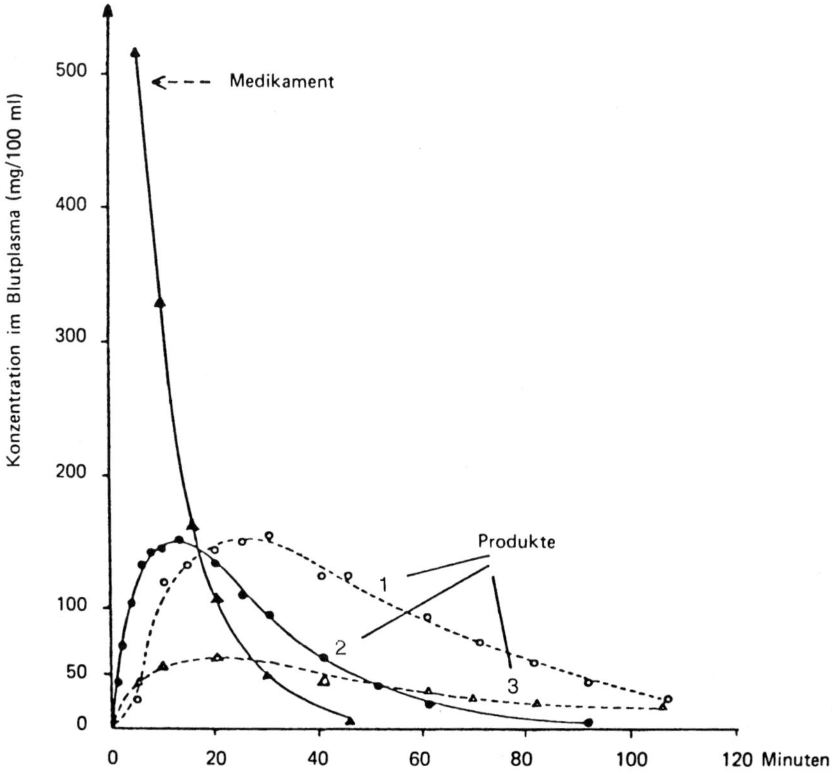

Welche Aussage läßt sich aus den gegebenen Informationen nicht ableiten?

(A) Nach 45 Minuten ist fast die gesamte Menge des Medikamentes zu neuen Produkten umgesetzt.
(B) Schon innerhalb der ersten 30 Minuten werden maximale Konzentrationen der Umbauprodukte erreicht.
(C) Alle drei Umbauprodukte werden gleich schnell wieder ausgeschieden.
(D) Die Gesamtmenge der Umbauprodukte ist nach 30 Minuten kleiner als die zugeführte Menge des Medikamentes.
(E) Nach 90 Minuten beträgt die Konzentration des Umbauproduktes 2 weniger als 10 Prozent seiner maximal im Blutplasma erreichten Konzentration.

Bitte umblättern und sofort weiterarbeiten!

166) Eine bestimmte Krankheit kann mit zwei unterschiedlichen Medikamenten (a bzw. b) behandelt werden. Das Diagramm gibt den Anteil gesundeter Patienten an der Gruppe der mit Präparat a bzw. b Behandelten in Abhängigkeit von der Behandlungsdauer an.

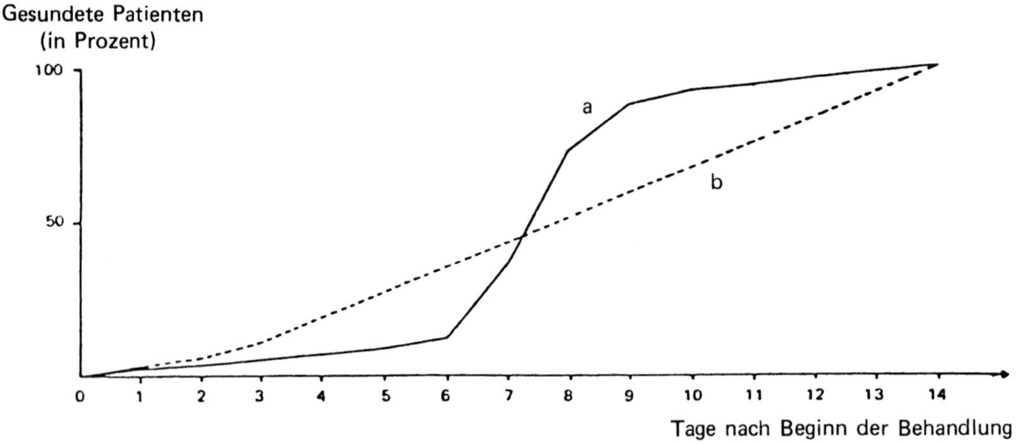

Welche der nachstehenden Aussagen ist falsch?

(A) Am 12. Tag sind mehr als 90 Prozent der mit Präparat a behandelten Personen gesundet.
(B) Bei Präparat b verläuft die Gesundung vom 3. Tag an ziemlich gleichmässig, d.h. es genesen täglich gleich viele Personen.
(C) Bei Anwendung von Präparat b sind die Chancen für eine Gesundung in den ersten 7 Tagen größer als bei Präparat a.
(D) Bei Anwendung von Präparat a sind die Chancen für eine Gesundung in den ersten 10 Tagen größer als bei Präparat b.
(E) Für Präparat a ist der 9. Tag derjenige, an dem die größte Zahl der Personen gesundet.

167) Drei Präparate werden zur Bekämpfung einer Krankheit an je 200 Testpersonen eingesetzt. Dabei werden jeweils die Zeit bis zur völligen Genesung gemessen und die Ergebnisse graphisch dargestellt. Die folgenden Abbildungen zeigen die Ergebnisse der Präparate I, II und III:

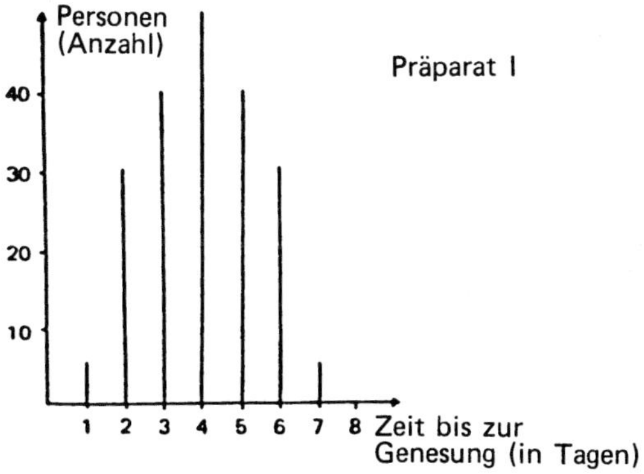

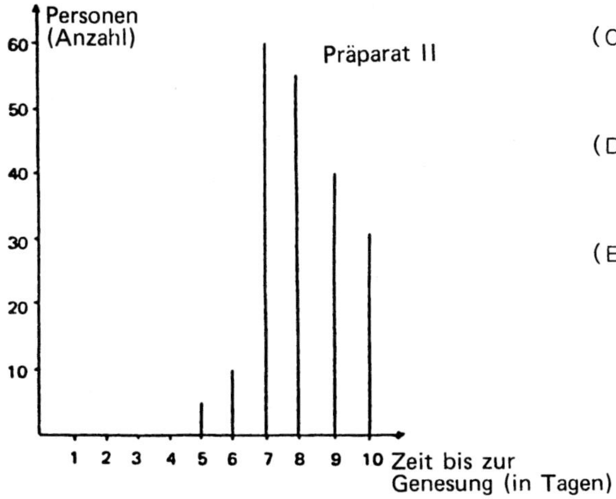

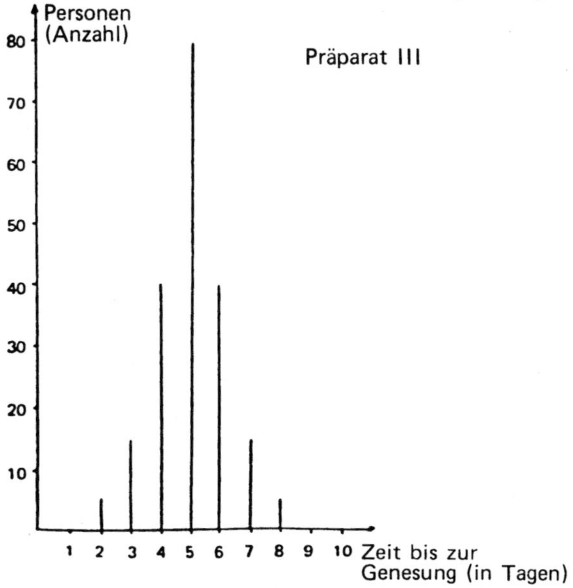

Welche der folgenden Aussagen ist <u>falsch</u>?

(A) Die erfolgreiche Behandlung von 50% der Testpersonen erfordert bei Anwendung von Präparat III mehr Zeit als bei der Behandlung mit Präparat I.

(B) Wenn mit Hilfe von Präparat I bereits alle Testpersonen genesen sind, ist dies mit Hilfe von Präparat II noch nicht einmal bei der Hälfte der Testpersonen der Fall.

(C) Bei allen drei Präparaten muß man mit einer durchschnittlichen Genesungszeit von mindestens fünf Tagen rechnen.

(D) Innerhalb von sechs Tagen führen die Präparate I und III bei mehr als 75% der Testpersonen zur Genesung.

(E) Präparat II ist weniger dazu geeignet, einen schnellen Behandlungserfolg zu erzielen, als Präparat I.

Bitte umblättern und sofort weiterarbeiten!

168) Von zwei angrenzenden Kammern wird die eine mit reinem Lösungsmittel, die andere mit einer konzentrierten Lösung gefüllt. Der Konzentrationsausgleich durch die teildurchlässige Trennwand zwischen beiden Kammern erfolgt langsam, und zwar in Nähe der Trennwand schneller als im Abstand davon. Die in verschiedenen Entfernungen (Abszisse) von der Trennwand gemessenen Konzentrationen sind auf der Ordinate angegeben.

Welche Reihenfolge der 4 Momentaufnahmen dieses langsam ablaufenden Vorgangs ist die richtige?

Beispiel:

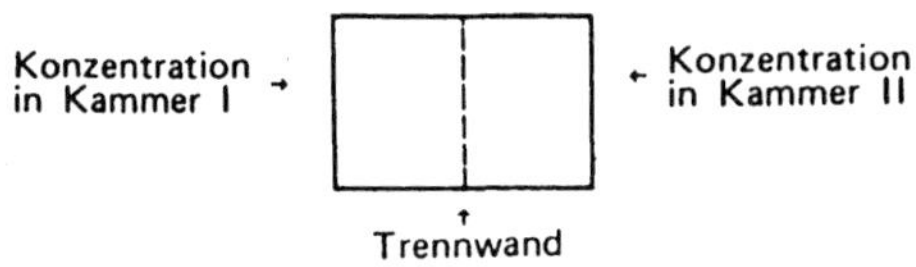

(A)

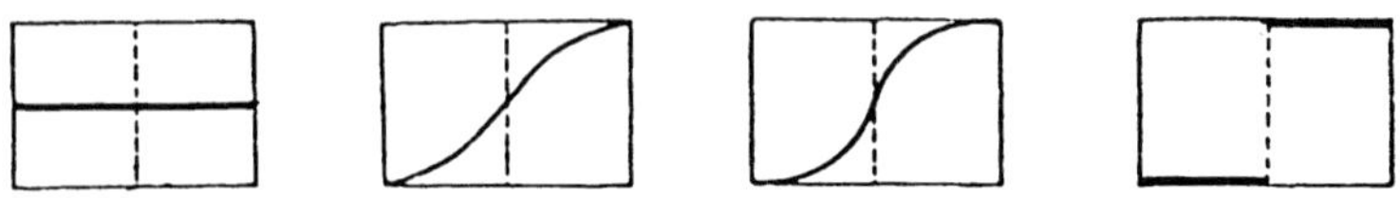

(B)

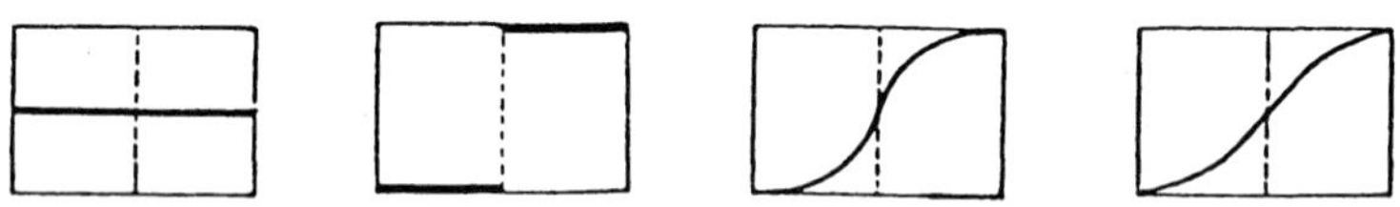

(C)

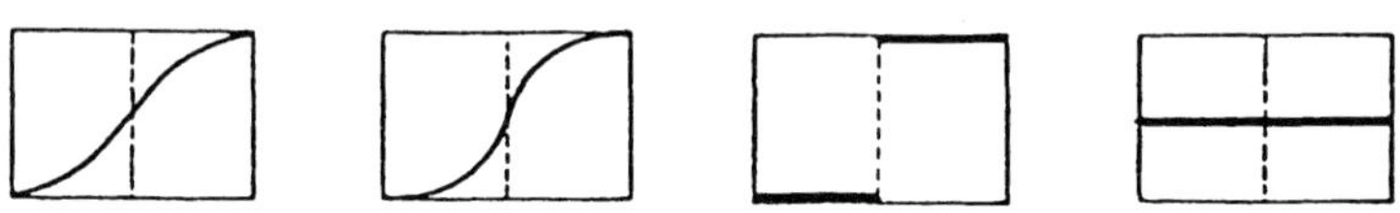

(D)

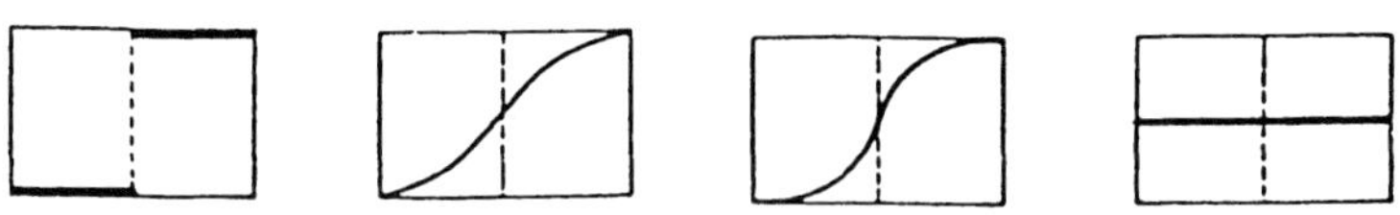

(E)

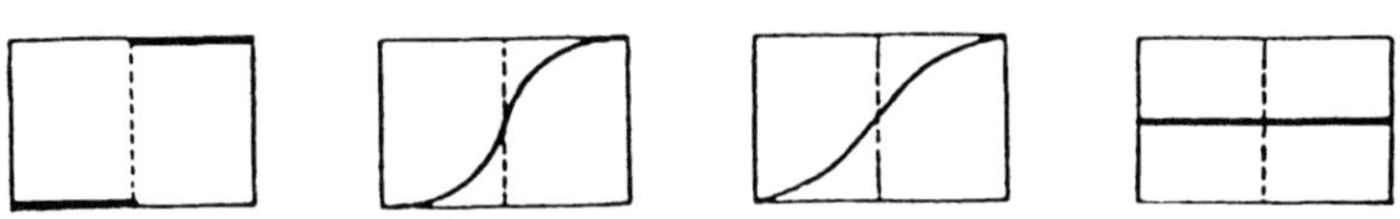

169) Cholesterin-Zusatz im Futter führt bei Kaninchen zu einer Anhäufung von freiem Cholesterin im Blutplasma (Kurve mit schwarzen Punkten). Wird nach 8 Tagen bei einem Teil der Versuchstiere auf Futter ohne Zusatz gewechselt (Pfeil, Kurve mit Kreisen), so verringert sich bei diesen Tieren der Cholesteringehalt wieder.

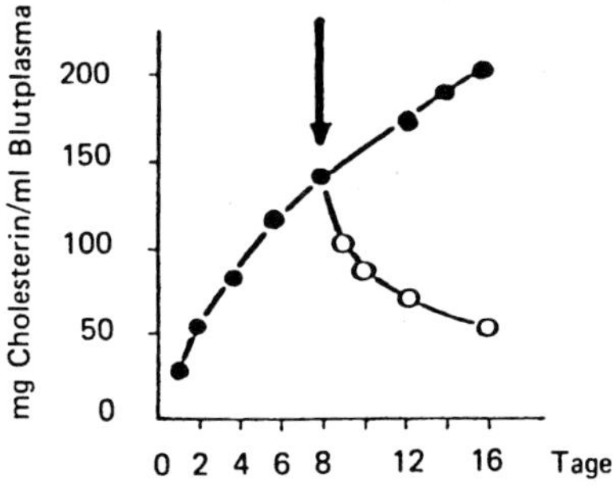

Welche Schlußfolgerung ist zutreffend?

(A) Bei andauernder Cholesterinfütterung steigt der Cholesteringehalt bis zum Versuchsende um etwa 200 Prozent.
(B) Nach dem Wechsel auf normales Futter sinkt der Cholesteringehalt innerhalb von 4 Tagen um etwa die Hälfte.
(C) Nach dem Wechsel auf normales Futter wird der Ausgangswert des Cholesteringehaltes in der gleichen Zeitspanne wieder erreicht, in der die Zunahme des Cholesteringehaltes erfolgte.
(D) Nach 16 Tagen Cholesterinzusatz wird ein Gehalt von etwa 60 mg/ml erreicht.
(E) Unterbleibt ein Wechsel auf normales Futter, so verdoppelt sich der Cholesteringehalt zwischen dem 8. und 16. Tag.

Bitte umblättern und sofort weiterarbeiten!

170) Die beiden Graphiken zeigen - getrennt für Männer und Frauen - die Zahlen der an der Krankheit X in den Jahren 2000-2006 gestorbenen Personen.

♂ = männlich

♀ = weiblich

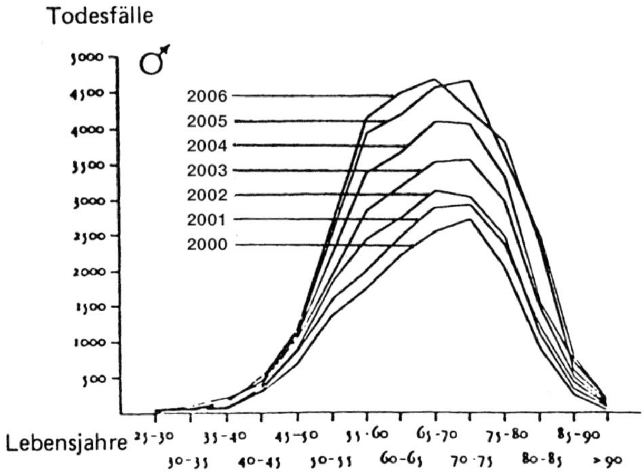

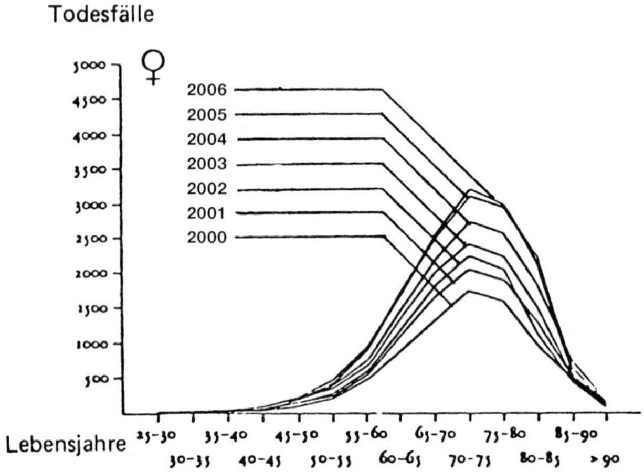

Welche Schlußfolgerung ist falsch?

(A) Das durchschnittliche Alter der an der Krankheit X erkrankten Männer liegt höher als das der entsprechenden Frauengruppe.
(B) Die Zahl der Todesfälle steigt im Beobachtungszeitraum von Jahr zu Jahr an.
(C) Für Männer ist die Krankheit gefährlicher als für Frauen.
(D) Die Altersgruppe 70-75 ist diejenige mit der höchsten Anzahl der an der Krankheit X gestorbenen Frauen.
(E) Bei den 40-45jährigen sind die Männer stärker gefährdet als die Frauen.

171) Unter Adaptation versteht man die Fähigkeit des Auges, sich an sehr unterschiedliche Umgebungshelligkeiten anzupassen. Bringt man eine Versuchsperson plötzlich ins Dunkle und bestimmt vom Augenblick der Verdunkelung an fortlaufend die Mindestintensität des Lichtes, die für einen Seheindruck erforderlich ist, so erhält man die sogenannte Dunkel-Adaptationskurve.

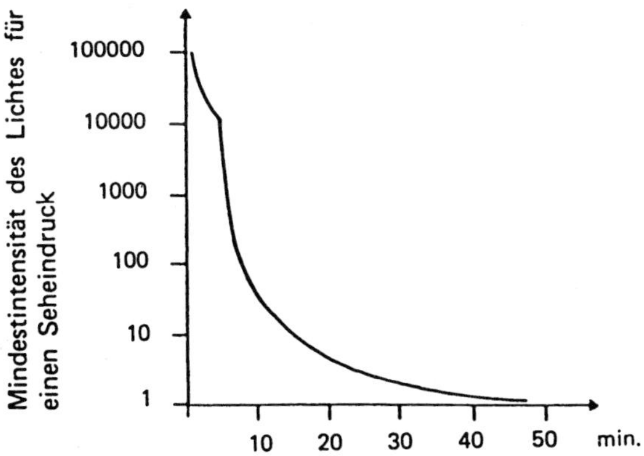

Welche der folgenden Aussagen läßt sich aus der Abbildung korrekterweise ableiten?

(A) Im Dunkeln nimmt die Lichtempfindlichkeit des Auges mit der Zeit ab.
(B) Die für einen Seheindruck notwendige Mindestintensität des Lichtes kann sich um mehrere Zehnerpotenzen ändern.
(C) Die Adaptation erfolgt bei geringer Lichtintensität am schnellsten.
(D) Die Adaptation an die Dunkelheit ist nach ca. 5 Minuten beendet.
(E) Die Adaptationszeit und die für einen Seheindruck notwendige Mindestintensität des Lichtes verhalten sich zueinander umgekehrt proportional.

Bitte umblättern und sofort weiterarbeiten!

172) Tabelle I zeigt die Zugehörigkeit von neun Medikamenten zu drei Wirkstoffgruppen und die Preise der Medikamente. Tabelle II gibt Ihnen an, welche Wirkstoffgruppen sich miteinander kombinieren lassen (v = verträglich, uv = unverträglich).

Tabelle I:

Gruppe I		Gruppe II		Gruppe III	
Name	Preis	Name	Preis	Name	Preis
Amolit	20 Euro	Kubalib	10 Euro	Digipran	15 Euro
Degetal	5 Euro	Myotal	20 Euro	Luposit	5 Euro
Zitoplus	15 Euro	Venusol	5 Euro	Niotral	20 Euro

Tabelle II:

	Gruppe I	Gruppe II	Gruppe III
Gruppe I	–	v	uv
Gruppe II	v	–	v
Gruppe III	uv	v	–

Welche der angegebenen Kombinationen von Medikamenten ist verträglich und dabei am preiswertesten?

(A) Degetal + Kubalib + Luposit
(B) Niotral + Luposit + Kubalib
(C) Zitoplus + Kubalib + Degetal
(D) Amolit + Degetal + Myotal
(E) Degetal + Venusol + Luposit

173) Der Glucosegehalt und Insulinspiegel des Blutes einer Normalperson und eines normalgewichtigen Altersdiabetikers wurden nach einmaliger Einnahme von 75 g Glucose in Abständen von je 30 min über einen Zeitraum von 2 $^1/_2$ Stunden hinweg gemessen.
Dabei wurden die dargestellten Kurven erhalten.

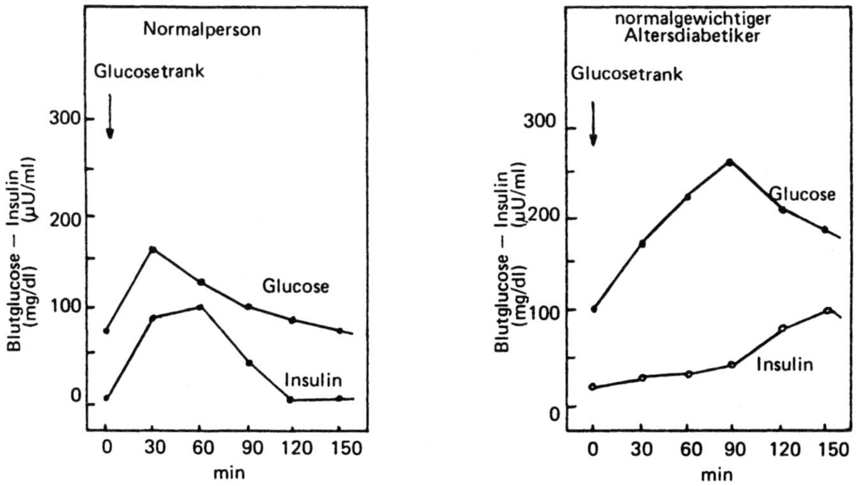

Prüfen Sie die folgenden Aussagen:

I. Das Ansteigen des Insulinspiegels beginnt beim Altersdiabetiker erst nach 90 Minuten.
II. Die Normalperson und der Altersdiabetiker erreichen etwa den gleichen maximalen Insulinspiegel.
III. Eine Normalperson müßte genau doppelt so viel Glucose zu sich nehmen wie ein Altersdiabetiker, um den gleichen maximalen Glucosespiegel zu erreichen wie dieser.

Welche der Aussagen läßt bzw. lassen sich aus den Kurven korrekterweise ableiten?

(A) Nur Aussage I läßt sich ableiten.
(B) Nur Aussage II läßt sich ableiten.
(C) Nur Aussage III läßt sich ableiten.
(D) Nur die Aussagen I und II lassen sich ableiten.
(E) Nur die Aussagen II und III lassen sich ableiten.

Bitte umblättern und sofort weiterarbeiten!

174) Das Diagramm zeigt den Zusammenhang zwischen der Unfallhäufigkeit in einem Betrieb, dem Lebensalter und der Raumtemperatur.

Welche Schlußfolgerung ist richtig?

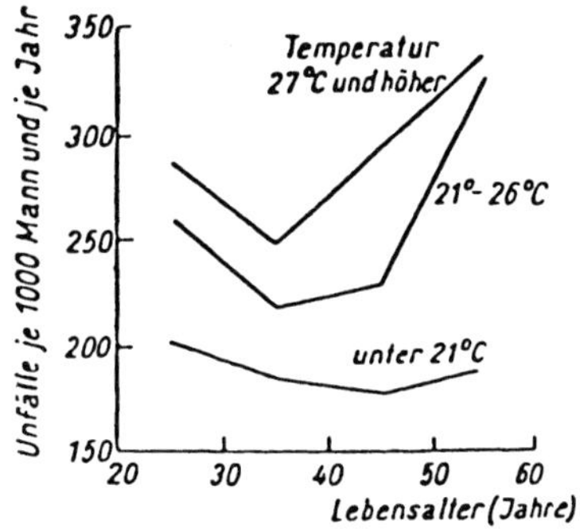

(A) Mit steigendem Lebensalter kommt es zu einer kontinuierlichen Zunahme der Unfallhäufigkeit.
(B) 45jährige haben das geringste Risiko, einen Unfall zu erleiden.
(C) Im Bereich zwischen 21° und 26°C bleiben Temperaturänderungen ohne Einfluß auf die Unfallhäufigkeit.
(D) Die Unfallhäufigkeit 25jähriger nimmt bei Temperaturen von 27°C und höher gegenüber Temperaturen unter 21°C um etwa 80 Prozent zu.
(E) Im Temperaturbereich über 21°C haben 35jährige das geringste Risiko, einen Unfall zu erleiden.

175) Der spezifische elektrische Widerstand ρ in einem Metall besteht aus zwei Anteilen:

1. einem temperaturabhängigen Anteil, der mit steigender Temperatur T zunimmt.

2. einem temperatur<u>un</u>abhängigen Anteil, der nur materialbedingt ist.

Also: $\rho = \rho_1 (T) + \rho_2$

In den folgenden Diagrammen ist der spezifische elektrische Gesamtwiderstand ρ über der Temperatur T aufgetragen.

Welches Diagramm drückt den oben beschriebenen Zusammenhang qualitativ richtig aus?

(A)
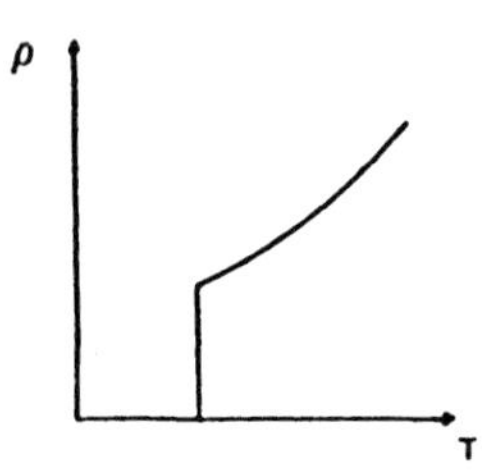

(B)
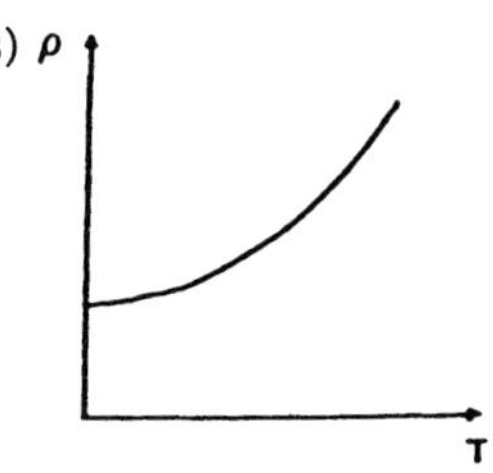

(C)
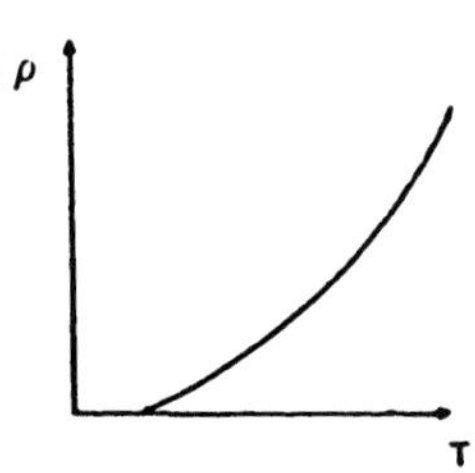

(D)
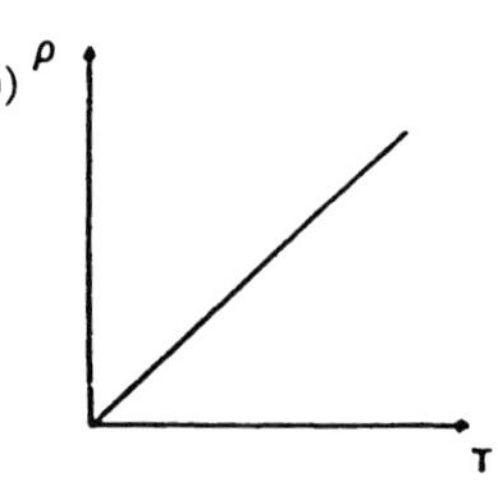

(E)
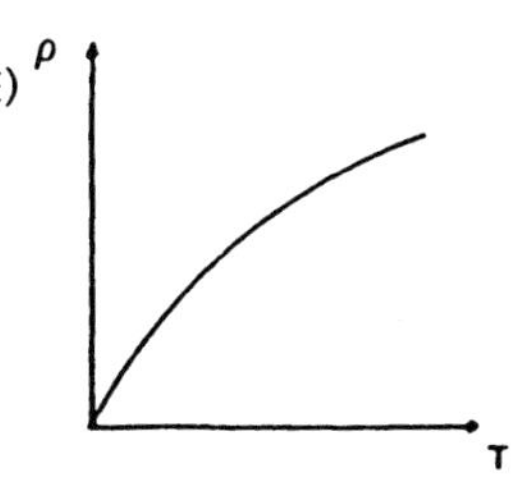

176) Unter Atemminutenvolumen versteht man das Luftvolumen, welches pro Minute bei dem in einer bestimmten Höhe herrschenden Luftdruck ein- bzw. ausgeatmet wird. In der folgenden Tabelle sind für zwei verschiedene Höhen die vom Menschen pro Minute aufgenommenen Luftsauerstoffvolumina bei unterschiedlichen Atemminutenvolumina aufgetragen. Die Volumenangaben für den Sauerstoff beziehen sich ebenfalls auf den in der angegebenen Höhe herrschenden Luftdruck.

Meereshöhe		3000 m Höhe	
Atemminuten-volumen (Liter/min)	Sauerstoff-aufnahme (Liter/min)	Atemminuten-volumen (Liter/min)	Sauerstoff-aufnahme (Liter/min)
45	2	60	2
60	2,5	80	2,5
70	3	100	3
100	4	160	4

Welche der Schlußfolgerungen ist aus dieser Tabelle nicht herleitbar?

(A) Um das gleiche Sauerstoffvolumen aufzunehmen, muß man in 3000 m Höhe ein größeres Luftvolumen einatmen als in Meereshöhe.
(B) Atemminutenvolumen und Sauerstoffaufnahme verhalten sich in Meereshöhe nicht proportional zueinander.
(C) Die Differenz der Atemminutenvolumina, die für eine bestimmte Sauerstoffaufnahme in Meereshöhe und in 3000 m Höhe erforderlich sind, nimmt mit dem aufzunehmenden Sauerstoffvolumen zu.
(D) Der Quotient aus Atemminutenvolumen und Sauerstoffaufnahme ist in 3000 m Höhe konstant.
(E) Je weniger Luft pro Minute eingeatmet wird, desto besser wird sie zur Sauerstoffaufnahme ausgenutzt.

177) Aus einem Behälter werden in kurzen, konstanten Zeitabständen jeweils 0,5 Prozent der noch darin enthaltenen Substanz entnommen und in einen zweiten Behälter gefüllt.

Welche Kurve des Diagramms beschreibt die Zeitabhängigkeit der Gesamtmenge der im zweiten Behälter gesammelten Substanz qualitativ zutreffend?

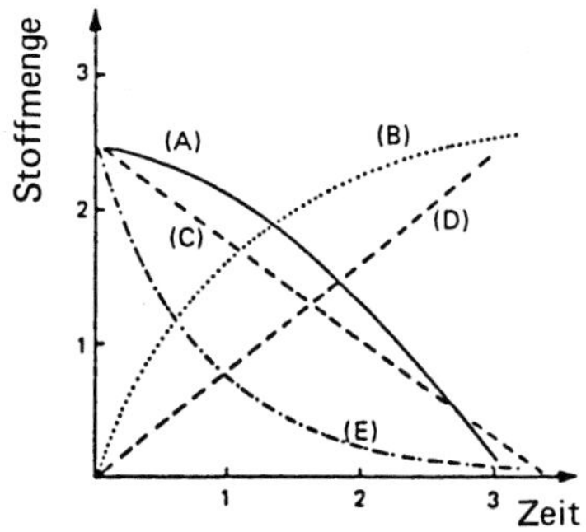

Bitte umblättern und sofort weiterarbeiten!

178) Die untenstehende Abbildung zeigt drei Auswirkungen der Krankheit X in Abhängigkeit vom Alter der betroffenen Personen.

- Krankheit X als Todesursache (TU) (————)
- Krankheit X als Ursache für vorübergehende Arbeitsunfähigkeit (AU) (–·–·–·–·)
- Krankheit X als Ursache für eine Berentung (BE) (··············)

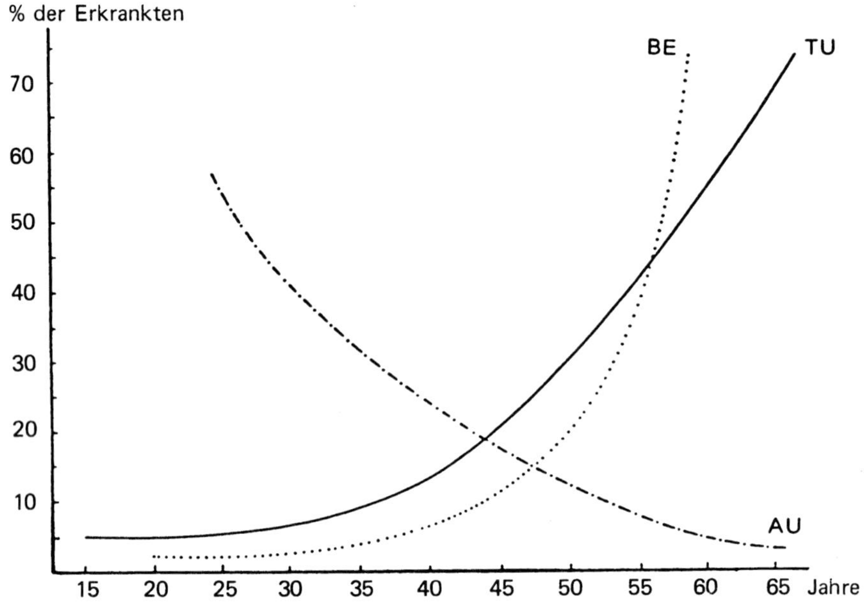

Ablesebeispiel: Von den von der Krankheit betroffenen 65jährigen starben fast 70 Prozent.

I. Erkrankt ein 40jähriger an der Krankheit X, so tritt von den vorgegebenen drei Möglichkeiten (TU, AU, BE) am wahrscheinlichsten vorübergehende Arbeitsunfähigkeit ein.
II. Von den Todesfällen unter den 45jährigen gehen etwa 20 Prozent auf die Krankheit X zurück.
III. Bei den 44jährigen führt die Krankheit X bei etwa gleich vielen Personen zum Tode wie zu vorübergehender Arbeitsunfähigkeit.

Welche der Aussagen I-III ist bzw. sind der Graphik zufolge richtig?

(A) Nur Aussage II ist richtig.
(B) Nur die Aussagen I und II sind richtig.
(C) Nur die Aussagen I und III sind richtig.
(D) Nur die Aussagen II und III sind richtig.
(E) Alle drei Aussagen sind richtig.

179) Die nebenstehende Graphik zeigt den Zusammenhang zwischen der Anzahl verschiedener Pflanzenarten und der Höhe über dem Meeresspiegel, in der diese Pflanzen wachsen, für die Alpen (*) und den Hindukusch (▪). Für den Pamir (•), für Tibet (○) und für Nepal (+) sind nur die Artenzahlen in 4500 m Höhe gezeigt. Die nördliche geographische Breite (°N) ist für alle erwähnten Regionen angegeben.

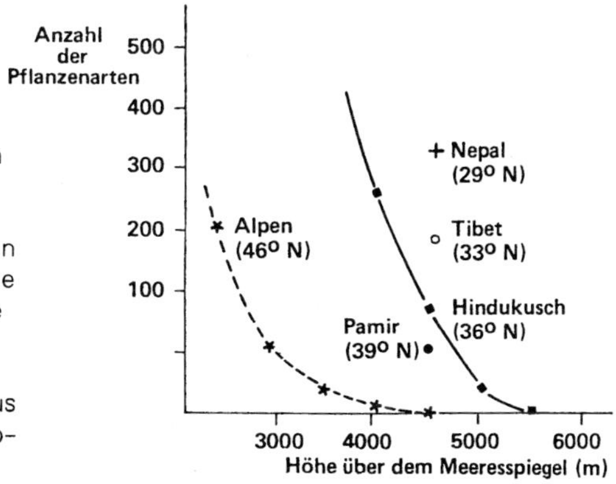

Welche der folgenden Aussagen ist aus den gegebenen Informationen <u>nicht</u> ableitbar?

(A) Die Zahl der Pflanzenarten nimmt in den Alpen und im Hindukusch mit zunehmender Höhe über dem Meeresspiegel ab.
(B) Die Zahl der Pflanzenarten in 4500 m Höhe nimmt mit zunehmender geographischer Breite ab.
(C) Die Zahl der Pflanzenarten der Alpen in 3000 m Höhe entspricht etwa der des Hindukusch in 4700 m Höhe.
(D) In Nepal ist in 4500 m Höhe die Artenzahl mehr als doppelt so groß wie in gleicher Höhe im Hindukusch.
(E) Die Abnahme der Artenzahl pro 1000 m Höhendifferenz ist im Hindukusch stets geringer als in den Alpen.

180) Mit T sei die Durchschnittstemperatur (in °C) des wärmsten Sommermonats, mit N die mittlere Niederschlagsmenge (in cm) in diesem Monat bezeichnet. Die nebenstehende Graphik gibt Werte dieser beiden Größen für die Jahre 1900 bis 1949 aus einem Trockengebiet wieder.

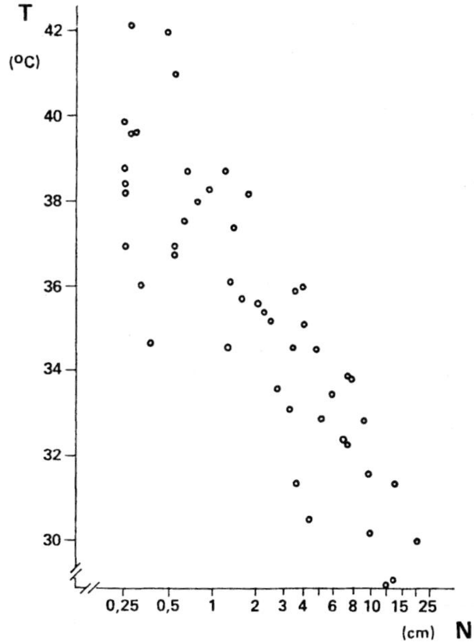

Welche der nachfolgenden Aussagen zur Durchschnittstemperatur im wärmsten Sommermonat und zur entsprechenden mittleren monatlichen Niederschlagsmenge für den Beobachtungszeitraum ist <u>nicht</u> aus der Graphik ableitbar?

(A) Jahre mit etwa gleichen T-Werten können N-Werte verzeichnen, die sich um den Faktor 10 und mehr voneinander unterscheiden.
(B) Jahre, in denen N unter 2 cm liegt, können sich bezüglich des T-Wertes in diesem Monat um mehr als 8 °C unterscheiden.
(C) In den Jahren mit N-Werten über 5 cm liegt T unter 35 °C.
(D) Die größte Niederschlagsmenge ist rund 80mal so groß wie die kleinste Niederschlagsmenge.
(E) In mehr als der Hälfte aller Jahre lag die Durchschnittstemperatur des wärmsten Monats unter 36,5 °C.

Bitte umblättern und sofort weiterarbeiten!

181) Die Graphik zeigt die Tagesrhythmik von Hormonkonzentrationen in verschiedenen Organen und im Blut einer Ratte.

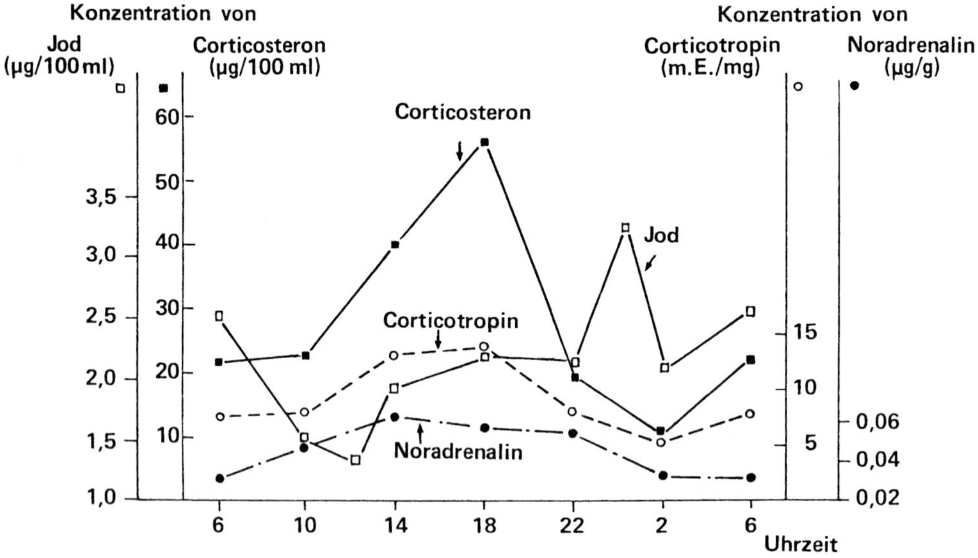

Folgende Konzentrationen sind aufgetragen:

●—·—● Noradrenalingehalt der Leber (µg/g),
o- - - -o Millieinheiten Corticotropin pro Gewichtseinheit (m.E./mg) der Hirnanhangsdrüse,
■——■ Corticosteronkonzentration im Blutplasma (µg/100 ml) sowie
□——□ Konzentration von proteingebundenem Jod im Serum (µg/100 ml).

Welche der folgenden Aussagen läßt sich aus der Graphik nicht ableiten?

(A) Wenn die Corticotropin-Konzentration steigt (fällt), dann steigt (fällt) auch die Corticosteron-Konzentration.
(B) Die Konzentration von Corticotropin kann sich im Laufe von 24 Stunden mehr als verdoppeln.
(C) Die Differenz zwischen maximaler und minimaler Konzentration ist im Verlauf von 24 Stunden bei Jod geringer als bei Corticosteron.
(D) Die Konzentrationen aller untersuchten Hormone erreichen zwischen 2 und 6 Uhr ihre jeweiligen Minimalwerte.
(E) Die absolute Konzentration (gemessen in µg/100 ml) ist bei Jod stets geringer als bei Corticosteron.

182) Fette Öle mit einem hohen Anteil an ungesättigten Fettsäureglycerinestern werden besonders leicht durch den Luftsauerstoff oxidiert. Der Zersetzungsgrad eines Öls wird durch Bestimmung der Zersetzungsprodukte - sogenannter Peroxide - festgestellt. Eine große Peroxidzahl deutet auf einen hohen Zersetzungsgrad des Öls. Um die oxidative Zersetzung von fetten Ölen zu verzögern, wird den Ölen ein Antioxidans zugesetzt. Antioxidantien (z.B. Ascorbylpalmitat) werden zunächst selbst bevorzugt oxidiert, bevor das Öl angegriffen wird.
Die nachfolgende Graphik zeigt den Einfluß einer als Antioxidans zugesetzten Ascorbylpalmitatmenge (von einmalig 500 ppm) auf die Zersetzung von Sonnenblumenöl bei einer Temperatur von 100 °C. Der Zersetzungsgrad ist als "Peroxidzahl" angegeben.

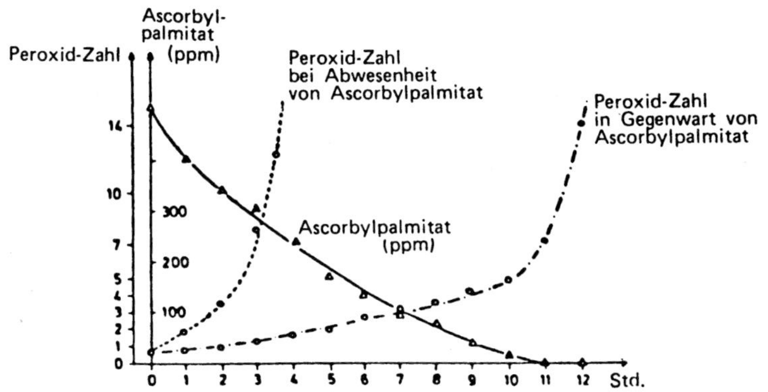

Welche Schlußfolgerung bezüglich der Wirkung von Ascorbylpalmitat auf die Haltbarkeit von Sonnenblumenöl bei 100 °C ist zulässig?

(A) 100 ppm Ascorbylpalmitat verzögern die Zersetzung des Öls für ca. 7 Stunden.
(B) Sonnenblumenöl ohne Antioxidans erreicht die Peroxidzahl 3,5 etwa viermal schneller als ein Öl mit 500 ppm Ascorbylpalmitatzusatz.
(C) Nach Verbrauch der ersten 100 ppm Ascorbylpalmitat steigt die Zersetzungsgeschwindigkeit steil an.
(D) Nach 7 Stunden ist die Zersetzung des Antioxidans genau so groß wie die des Sonnenblumenöls.
(E) Zusatz von Ascorbylpalmitat verzögert bei 100 °C die Zersetzung um ca. 11 Stunden.

Bitte umblättern und sofort weiterarbeiten!

183) Veränderte Lebensbedingungen und Entwicklungen in der Medizin haben in den letzten Jahrzehnten zu wesentlichen Änderungen der prozentualen Häufigkeiten verschiedener Todesursachen in allen Altersgruppen geführt. Die abgebildete Graphik zeigt die prozentualen Anteile bestimmter Todesursachen an sämtlichen Todesursachen nach Altersgruppen getrennt für die Jahre 1957 und 1997.

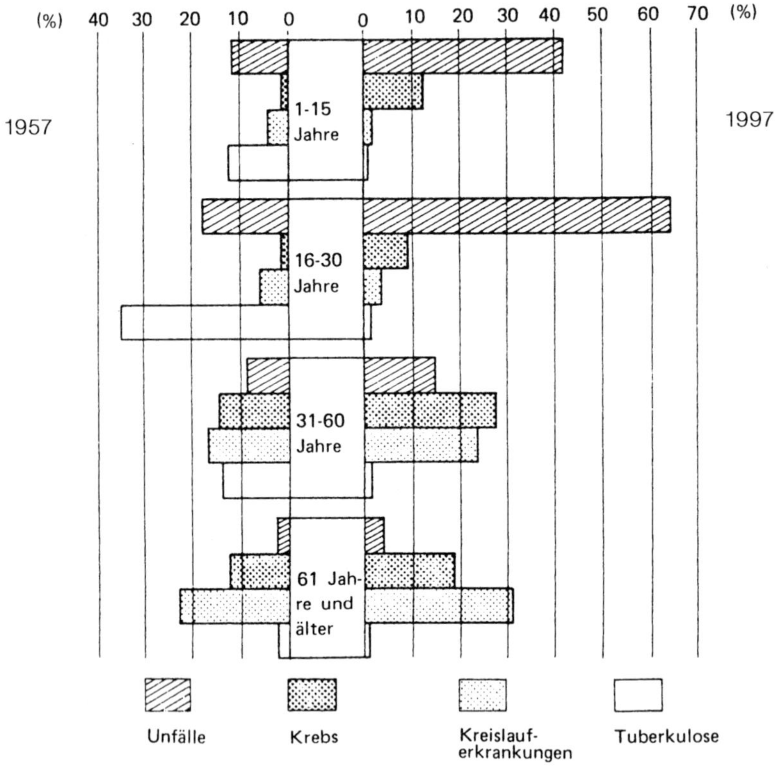

Welche Schlußfolgerung läßt sich aus der Abbildung korrekterweise ableiten?

(A) 1997 starben etwa 3,5 mal so viele 1-15jährige durch Unfall wie 1957.
(B) Die von 1957 bis 1997 in allen Altersgruppen zu beobachtende Zunahme des Anteils der auf Kreislauferkrankungen zurückzuführenden Todesfälle weist auf den Einfluß veränderter Lebensbedingungen hin.
(C) Bei den 16-30jährigen hat sich der prozentuale Anteil der an Krebs Gestorbenen innerhalb von 40 Jahren etwa vervierfacht.
(D) Während 1997 in jeder Altersgruppe etwa die gleiche Anzahl von Menschen an Tuberkulose starb, waren solche Todesfälle 1957 bei den 16-30jährigen am häufigsten.
(E) In den beiden Beobachtungszeiträumen sank der prozentuale Anteil der Unfalltoten an der jeweiligen Altersgruppe mit zunehmendem Lebensalter.

184) Die Abbildung zeigt die in Tierversuchen ermittelten Dosis-Wirkungskurven und Dosis-Letalitätskurven zweier Medikamente, die für die Behandlung derselben Krankheit entwickelt wurden. Dosis-Wirkungskurven beschreiben die durch bestimmte Dosen erzielten Heilwirkungen als Prozentsatz der durch das Medikament maximal erreichten Heilwirkung. Dosis-Letalitätskurven kennzeichnen die Gefährlichkeit eines Arzneimittels: Sie geben an, wieviel Prozent der Tiere nach Einnahme verschieden starker Dosen des Medikaments sterben. Bevorzugt wird als Heilmittel dasjenige Medikament, das seine Heilwirkung mit möglichst geringer Gefährdung des Patienten entfaltet.

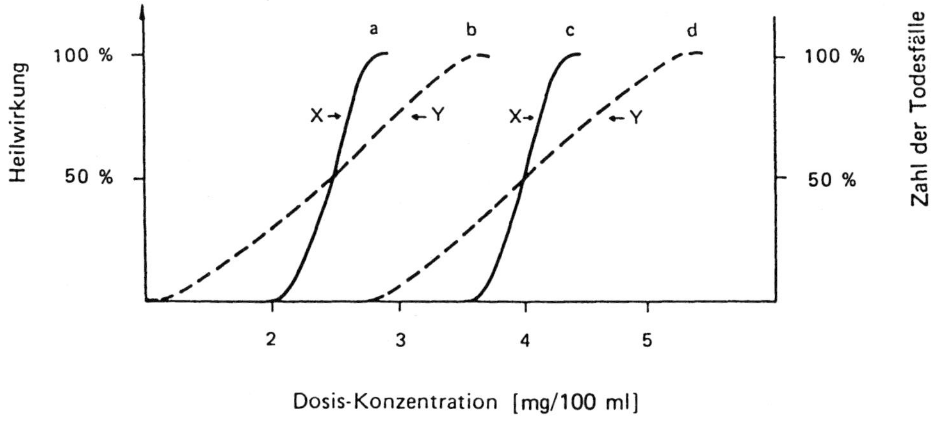

Medikament X:
Kurve a = Dosis-Wirkungskurve
Kurve c = Dosis-Letalitätskurve

Medikament Y:
Kurve b = Dosis-Wirkungskurve
Kurve d = Dosis-Letalitätskurve

Prüfen Sie die folgenden Aussagen:

I. Für eine hundertprozentige Ausnutzung der Heilwirkung von Medikament X benötigt man eine Dosis-Konzentration von etwa 2,8 mg/100 ml.
II. Wird Medikament X in einer tödlichen Dosis verabreicht, dann tritt der Tod schneller ein als bei Verabreichung einer tödlichen Dosis von Medikament Y.
III. Bei einer Dosis von 4 mg/100 ml der Substanz Y stirbt etwa die Hälfte der Versuchstiere.
IV. Von beiden Substanzen eignet sich Substanz X wesentlich besser als Heilmittel.

Welche der Aussagen sind aus den Informationen korrekterweise ableitbar?

(A) Nur die Aussagen I und III sind ableitbar.
(B) Nur die Aussagen II und IV sind ableitbar.
(C) Nur die Aussagen I, II und III sind ableitbar.
(D) Nur die Aussagen I, III und IV sind ableitbar.
(E) Alle vier Aussagen sind ableitbar.

Antwortbogen Vormittag

Muster zuordnen

	A	B	C	D	E
1	☐	☐	☐	☐	☐
2	☐	☐	☐	☐	☐
3	☐	☐	☐	☐	☐
4	☐	☐	☐	☐	☐
5	☐	☐	☐	☐	☐
6	☐	☐	☐	☐	☐
7	☐	☐	☐	☐	☐
8	☐	☐	☐	☐	☐
9	☐	☐	☐	☐	☐
10	☐	☐	☐	☐	☐
11	☐	☐	☐	☐	☐
12	☐	☐	☐	☐	☐
13	☐	☐	☐	☐	☐
14	☐	☐	☐	☐	☐
15	☐	☐	☐	☐	☐
16	☐	☐	☐	☐	☐
17	☐	☐	☐	☐	☐
18	☐	☐	☐	☐	☐
19	☐	☐	☐	☐	☐
20	☐	☐	☐	☐	☐
21	☐	☐	☐	☐	☐
22	☐	☐	☐	☐	☐
23	☐	☐	☐	☐	☐
24	☐	☐	☐	☐	☐

Schlauchfiguren

	A	B	C	D	E
49	☐	☐	☐	☐	☐
50	☐	☐	☐	☐	☐
51	☐	☐	☐	☐	☐
52	☐	☐	☐	☐	☐
53	☐	☐	☐	☐	☐
54	☐	☐	☐	☐	☐
55	☐	☐	☐	☐	☐
56	☐	☐	☐	☐	☐
57	☐	☐	☐	☐	☐
58	☐	☐	☐	☐	☐
59	☐	☐	☐	☐	☐
60	☐	☐	☐	☐	☐
61	☐	☐	☐	☐	☐
62	☐	☐	☐	☐	☐
63	☐	☐	☐	☐	☐
64	☐	☐	☐	☐	☐
65	☐	☐	☐	☐	☐
66	☐	☐	☐	☐	☐
67	☐	☐	☐	☐	☐
68	☐	☐	☐	☐	☐
69	☐	☐	☐	☐	☐
70	☐	☐	☐	☐	☐
71	☐	☐	☐	☐	☐
72	☐	☐	☐	☐	☐

Med.-nat. Grundverständnis

	A	B	C	D	E
25	☐	☐	☐	☐	☐
26	☐	☐	☐	☐	☐
27	☐	☐	☐	☐	☐
28	☐	☐	☐	☐	☐
29	☐	☐	☐	☐	☐
30	☐	☐	☐	☐	☐
31	☐	☐	☐	☐	☐
32	☐	☐	☐	☐	☐
33	☐	☐	☐	☐	☐
34	☐	☐	☐	☐	☐
35	☐	☐	☐	☐	☐
36	☐	☐	☐	☐	☐
37	☐	☐	☐	☐	☐
38	☐	☐	☐	☐	☐
39	☐	☐	☐	☐	☐
40	☐	☐	☐	☐	☐
41	☐	☐	☐	☐	☐
42	☐	☐	☐	☐	☐
43	☐	☐	☐	☐	☐
44	☐	☐	☐	☐	☐
45	☐	☐	☐	☐	☐
46	☐	☐	☐	☐	☐
47	☐	☐	☐	☐	☐
48	☐	☐	☐	☐	☐

Quantitative u. formale Probleme

	A	B	C	D	E
73	☐	☐	☐	☐	☐
74	☐	☐	☐	☐	☐
75	☐	☐	☐	☐	☐
76	☐	☐	☐	☐	☐
77	☐	☐	☐	☐	☐
78	☐	☐	☐	☐	☐
79	☐	☐	☐	☐	☐
80	☐	☐	☐	☐	☐
81	☐	☐	☐	☐	☐
82	☐	☐	☐	☐	☐
83	☐	☐	☐	☐	☐
84	☐	☐	☐	☐	☐
85	☐	☐	☐	☐	☐
86	☐	☐	☐	☐	☐
87	☐	☐	☐	☐	☐
88	☐	☐	☐	☐	☐
89	☐	☐	☐	☐	☐
90	☐	☐	☐	☐	☐
91	☐	☐	☐	☐	☐
92	☐	☐	☐	☐	☐
93	☐	☐	☐	☐	☐
94	☐	☐	☐	☐	☐
95	☐	☐	☐	☐	☐
96	☐	☐	☐	☐	☐

Antwortbogen Nachmittag

Textverständnis

	A	B	C	D	E
97	☐	☐	☐	☐	☐
98	☐	☐	☐	☐	☐
99	☐	☐	☐	☐	☐
100	☐	☐	☐	☐	☐
101	☐	☐	☐	☐	☐
102	☐	☐	☐	☐	☐
103	☐	☐	☐	☐	☐
104	☐	☐	☐	☐	☐
105	☐	☐	☐	☐	☐
106	☐	☐	☐	☐	☐
107	☐	☐	☐	☐	☐
108	☐	☐	☐	☐	☐
109	☐	☐	☐	☐	☐
110	☐	☐	☐	☐	☐
111	☐	☐	☐	☐	☐
112	☐	☐	☐	☐	☐
113	☐	☐	☐	☐	☐
114	☐	☐	☐	☐	☐
115	☐	☐	☐	☐	☐
116	☐	☐	☐	☐	☐
117	☐	☐	☐	☐	☐
118	☐	☐	☐	☐	☐
119	☐	☐	☐	☐	☐
120	☐	☐	☐	☐	☐

Fakten lernen

	A	B	C	D	E
141	☐	☐	☐	☐	☐
142	☐	☐	☐	☐	☐
143	☐	☐	☐	☐	☐
144	☐	☐	☐	☐	☐
145	☐	☐	☐	☐	☐
146	☐	☐	☐	☐	☐
147	☐	☐	☐	☐	☐
148	☐	☐	☐	☐	☐
149	☐	☐	☐	☐	☐
150	☐	☐	☐	☐	☐
151	☐	☐	☐	☐	☐
152	☐	☐	☐	☐	☐
153	☐	☐	☐	☐	☐
154	☐	☐	☐	☐	☐
155	☐	☐	☐	☐	☐
156	☐	☐	☐	☐	☐
157	☐	☐	☐	☐	☐
158	☐	☐	☐	☐	☐
159	☐	☐	☐	☐	☐
160	☐	☐	☐	☐	☐

Figuren lernen

	A	B	C	D	E
121	☐	☐	☐	☐	☐
122	☐	☐	☐	☐	☐
123	☐	☐	☐	☐	☐
124	☐	☐	☐	☐	☐
125	☐	☐	☐	☐	☐
126	☐	☐	☐	☐	☐
127	☐	☐	☐	☐	☐
128	☐	☐	☐	☐	☐
129	☐	☐	☐	☐	☐
130	☐	☐	☐	☐	☐
131	☐	☐	☐	☐	☐
132	☐	☐	☐	☐	☐
133	☐	☐	☐	☐	☐
134	☐	☐	☐	☐	☐
135	☐	☐	☐	☐	☐
136	☐	☐	☐	☐	☐
137	☐	☐	☐	☐	☐
138	☐	☐	☐	☐	☐
139	☐	☐	☐	☐	☐
140	☐	☐	☐	☐	☐

Diagramme und Tabellen

	A	B	C	D	E
161	☐	☐	☐	☐	☐
162	☐	☐	☐	☐	☐
163	☐	☐	☐	☐	☐
164	☐	☐	☐	☐	☐
165	☐	☐	☐	☐	☐
166	☐	☐	☐	☐	☐
167	☐	☐	☐	☐	☐
168	☐	☐	☐	☐	☐
169	☐	☐	☐	☐	☐
170	☐	☐	☐	☐	☐
171	☐	☐	☐	☐	☐
172	☐	☐	☐	☐	☐
173	☐	☐	☐	☐	☐
174	☐	☐	☐	☐	☐
175	☐	☐	☐	☐	☐
176	☐	☐	☐	☐	☐
177	☐	☐	☐	☐	☐
178	☐	☐	☐	☐	☐
179	☐	☐	☐	☐	☐
180	☐	☐	☐	☐	☐
181	☐	☐	☐	☐	☐
182	☐	☐	☐	☐	☐
183	☐	☐	☐	☐	☐
184	☐	☐	☐	☐	☐

Lösungsschlüssel Vormittag

Muster zuordnen

	A	B	C	D	E
1	□	□	□	□	■
2	■	□	□	□	□
3	■	□	□	□	□
4	□	□	■	□	□
5	□	□	□	□	■
6	□	□	■	□	□
7	□	■	□	□	□
8	□	■	□	□	□
9	□	□	■	□	□
10	□	□	□	■	□
11	□	■	□	□	□
12	□	■	□	□	□
13	□	■	□	□	□
14	□	□	□	■	□
15	■	□	□	□	□
16	□	□	□	■	□
17	■	□	□	□	□
18	□	□	■	□	□
19	□	□	□	□	■
20	□	□	□	□	■
21	□	□	□	■	□
22	□	□	□	□	■
23	□	□	□	■	□
24	□	□	□	□	■

Schlauchfiguren

	A	B	C	D	E
49	□	□	□	□	■
50	□	□	□	■	□
51	□	□	□	□	■
52	■	□	□	□	□
53	□	□	□	□	■
54	□	■	□	□	□
55	□	□	■	□	□
56	■	□	□	□	□
57	□	■	□	□	□
58	□	□	■	□	□
59	□	■	□	□	□
60	□	□	■	□	□
61	■	□	□	□	□
62	■	□	□	□	□
63	□	□	■	□	□
64	□	□	□	■	□
65	□	■	□	□	□
66	□	□	□	■	□
67	■	□	□	□	□
68	□	□	□	■	□
69	□	□	■	□	□
70	■	□	□	□	□
71	□	□	□	■	□
72	□	□	■	□	□

Med.-nat. Grundverständnis

	A	B	C	D	E
25	□	□	□	■	□
26	□	□	■	□	□
27	■	□	□	□	□
28	□	■	□	□	□
29	□	□	■	□	□
30	□	■	□	□	□
31	□	□	■	□	□
32	□	□	□	□	■
33	□	■	□	□	□
34	□	□	□	■	□
35	■	□	□	□	□
36	□	□	□	■	□
37	■	□	□	□	□
38	□	■	□	□	□
39	■	□	□	□	□
40	□	□	■	□	□
41	□	□	□	■	□
42	■	□	□	□	□
43	□	■	□	□	□
44	□	□	□	□	■
45	□	□	□	□	■
46	□	□	■	□	□
47	■	□	□	□	□
48	□	□	□	□	■

Quantitative u. formale Probleme

	A	B	C	D	E
73	■	□	□	□	□
74	□	□	□	□	■
75	□	□	■	□	□
76	■	□	□	□	□
77	■	□	□	□	□
78	□	□	□	■	□
79	□	□	■	□	□
80	■	□	□	□	□
81	□	□	□	■	□
82	□	□	■	□	□
83	□	■	□	□	□
84	□	□	■	□	□
85	□	□	□	■	□
86	□	■	□	□	□
87	□	□	□	□	■
88	□	□	□	□	■
89	□	■	□	□	□
90	□	□	□	■	□
91	□	□	□	■	□
92	□	■	□	□	□
93	□	□	■	□	□
94	□	□	□	□	■
95	□	□	□	□	■
96	□	■	□	□	□

Lösungsschlüssel Nachmittag

Textverständnis

	A	B	C	D	E
97	■	□	□	□	□
98	□	■	□	□	□
99	□	□	■	□	□
100	□	□	□	■	□
101	□	□	□	□	■
102	□	■	□	□	□
103	■	□	□	□	□
104	□	■	□	□	□
105	□	□	□	□	■
106	□	□	■	□	□
107	□	■	□	□	□
108	□	□	□	□	■
109	□	■	□	□	□
110	□	□	□	□	■
111	□	□	□	■	□
112	□	□	□	□	■
113	■	□	□	□	□
114	□	□	■	□	□
115	□	■	□	□	□
116	■	□	□	□	□
117	□	□	□	□	■
118	□	□	■	□	□
119	□	□	■	□	□
120	□	□	□	■	□

Fakten lernen

	A	B	C	D	E
141	□	□	■	□	□
142	□	□	□	■	□
143	□	■	□	□	□
144	□	□	□	■	□
145	□	□	□	□	■
146	■	□	□	□	□
147	■	□	□	□	□
148	□	□	■	□	□
149	■	□	□	□	□
150	□	□	□	■	□
151	□	□	■	□	□
152	□	□	□	□	■
153	□	■	□	□	□
154	□	□	□	□	■
155	■	□	□	□	□
156	□	□	□	□	■
157	□	□	□	□	■
158	□	■	□	□	□
159	■	□	□	□	□
160	□	□	■	□	□

Figuren lernen

	A	B	C	D	E
121	□	□	□	□	■
122	□	□	□	□	■
123	□	■	□	□	□
124	■	□	□	□	□
125	■	□	□	□	□
126	□	□	■	□	□
127	□	■	□	□	□
128	□	□	□	□	■
129	□	□	□	■	□
130	□	□	□	□	■
131	■	□	□	□	□
132	□	□	■	□	□
133	□	□	□	■	□
134	□	□	■	□	□
135	□	□	□	□	■
136	□	□	□	■	□
137	□	■	□	□	□
138	□	□	□	■	□
139	□	■	□	□	□
140	■	□	□	□	□

Diagramme und Tabellen

	A	B	C	D	E
161	■	□	□	□	□
162	□	□	□	■	□
163	■	□	□	□	□
164	□	□	□	■	□
165	□	□	■	□	□
166	□	□	□	□	■
167	□	□	■	□	□
168	□	□	□	□	■
169	□	■	□	□	□
170	■	□	□	□	□
171	□	■	□	□	□
172	□	□	■	□	□
173	□	■	□	□	□
174	□	□	□	□	■
175	□	■	□	□	□
176	□	□	□	■	□
177	□	■	□	□	□
178	□	□	■	□	□
179	□	□	□	□	■
180	□	■	□	□	□
181	□	□	□	■	□
182	□	■	□	□	□
183	□	□	■	□	□
184	□	□	□	■	□

Hinweise zur Auswertung

Wie erfolgt die Auswertung bei allen Aufgabengruppen außer „Konzentriertes und sorgfältiges Arbeiten"?

Zuerst wird die Anzahl der gewerteten und richtig gelösten Aufgaben für jede Aufgabengruppe berechnet (**„Punktzahl"**), wobei jede richtige Lösung mit einem Punkt bedacht wird. Maximal werden so bei der hier vorliegenden veröffentlichten Originalversion pro Aufgabengruppe 24 Punkte (Merkfähigkeitstest: 20 Punkte) vergeben. Abweichend davon werden unter Ernstbedingungen beim Test für medizinische Studiengänge nicht alle verwendeten Aufgaben auch tatsächlich ausgewertet (siehe Tabelle). Falsche Antworten und nicht bearbeitete Aufgaben werden nicht berücksichtigt. Für die Gesamtpunktzahl werden die Punktzahlen aller Aufgabengruppen addiert.

Aufgabengruppe (ohne Konzentrationstest)	**Maximal erreichbare Punktzahl**		**Ihre Punktzahl**
	im Test für medizinische Studiengänge	in dieser veröffentlichten Originalversion	in dieser veröffentlichten Originalversion
Muster zuordnen	20	24	+
Medizinisch-naturwissenschaftliches Grundverständnis	20	24	+
Schlauchfiguren	20	24	+
Quantitative und formale Probleme	20	24	+
Textverständnis	18	24	+
Merkfähigkeitstest (Reproduktionsphase) Figuren lernen Fakten lernen	 20 20	 20 20	 + +
Diagramme und Tabellen	20	24	=
Gesamtpunktzahl	158	184	

Wie erfolgt die Auswertung bei der Aufgabengruppe „Konzentriertes und sorgfältiges Arbeiten"?

Wenn Sie das doppelseitige Arbeitsblatt zur Aufgabengruppe „Konzentriertes und sorgfältiges Arbeiten" auf ein DIN A4-Blatt kopieren, können Sie dieses wie unter Ernstbedingungen bearbeiten. Die Auswertung können Sie selbst vornehmen, wenn Sie die Auswertungsschablonen auf den Seiten 108 bis 111 auf eine Folie kopieren:

- *Schritt 1: Bestimmung des letzten bearbeiteten Zeichens.* Zuerst wird die Position des letzten markierten Zeichens bestimmt, da genau bis dorthin die übersehenen und fälschlicherweise markierten Zeichen gezählt werden. Entsprechend ist es wichtig, sorgsam von oben links zeilenweise zu arbeiten und keine Zeilen zu überspringen.
- *Schritt 2: Zählen der korrekt markierten Zeichen.* In diesem Schritt wird die Auswertefolie „Zielmarkierungen“ von den Seiten 108 und 109 auf das Testblatt gelegt, und die sichtbaren erfolgten Markierungen werden gezählt. Diese Zahl kann unten in das Feld „Korrekte Markierungen“ eingetragen werden.
- *Schritt 3: Zählen der fälschlich nicht markierten Zeichen.* Im dritten Schritt wird wieder die Auswertefolie „Zielmarkierungen“ verwendet. Mit ihrer Hilfe werden alle sichtbaren Zeichen gezählt, die vor dem letzten bearbeiteten Zeichen liegen und nicht markiert worden sind. Die Anzahl wird unten in das Feld „Übersehene Zeichen“ eingetragen.
- *Schritt 4: Zählen der fälschlich markierten Zeichen.* Im vierten Schritt wird die Auswertefolie „Fehlmarkierungen“ auf den Seiten 110 und 111 verwendet. Es werden nun alle sichtbaren Markierungen gezählt. Die Anzahl wird unten im Feld „Fehlmarkierungen“ eingetragen.
- *Schritt 5: Bestimmung des Rohwerts.* Nun werden alle Fehler (übersehene Zeichen und Fehlmarkierungen) von der Anzahl der korrekten Markierungen abgezogen. Das Ergebnis ist der Rohwert. Dieser kann negativ werden, wenn zum Beispiel nicht gemäß der Instruktion gearbeitet wurde. Ein Rohwert von 400 würde bedeuten, dass in den 8 Minuten das gesamte Blatt ohne Fehler bearbeitet wurde. Dies aber ist praktisch kaum zu erreichen.
- *Schritt 6: Bestimmung der Punktzahl für die Aufgabengruppe.* Die Umrechnung des Rohwerts in eine Punktzahl ist eigentlich von der Leistung aller Testteilnehmerinnen und -teilnehmer abhängig. Die 2,5 % der Personen mit den niedrigsten Rohwerten erhalten den Wert „0“, die 2,5 % der Personen mit den höchsten Rohwerten erhalten den Wert „20“. Die Werte 1 bis 19 werden gleichmäßig für die verbleibenden Rohwerte vergeben.

Ihre Leistung in diesem „Übungstest“ können Sie dennoch abschätzen: Zuerst ziehen Sie von dem erzielten Rohwert 140 Punkte ab, dann teilen Sie das Ergebnis durch 10, und zum Schluss runden Sie dieses auf eine ganze Zahl. Ergebnisse über 20 entsprechen einer Punktzahl von 20, Ergebnisse kleiner als Null einer Punktzahl von Null. Dies ist allerdings eine sehr grobe Schätzung!

Korrekte Markierungen		Übersehene Zeichen		Fehlmarkierungen		Rohwert (RW)	Punktzahl Aufgabengruppe (Schätzung!): **(RW-140)/10**
	–		–		=		

Vorlage für die Auswertefolie „Zielmarkierungen“

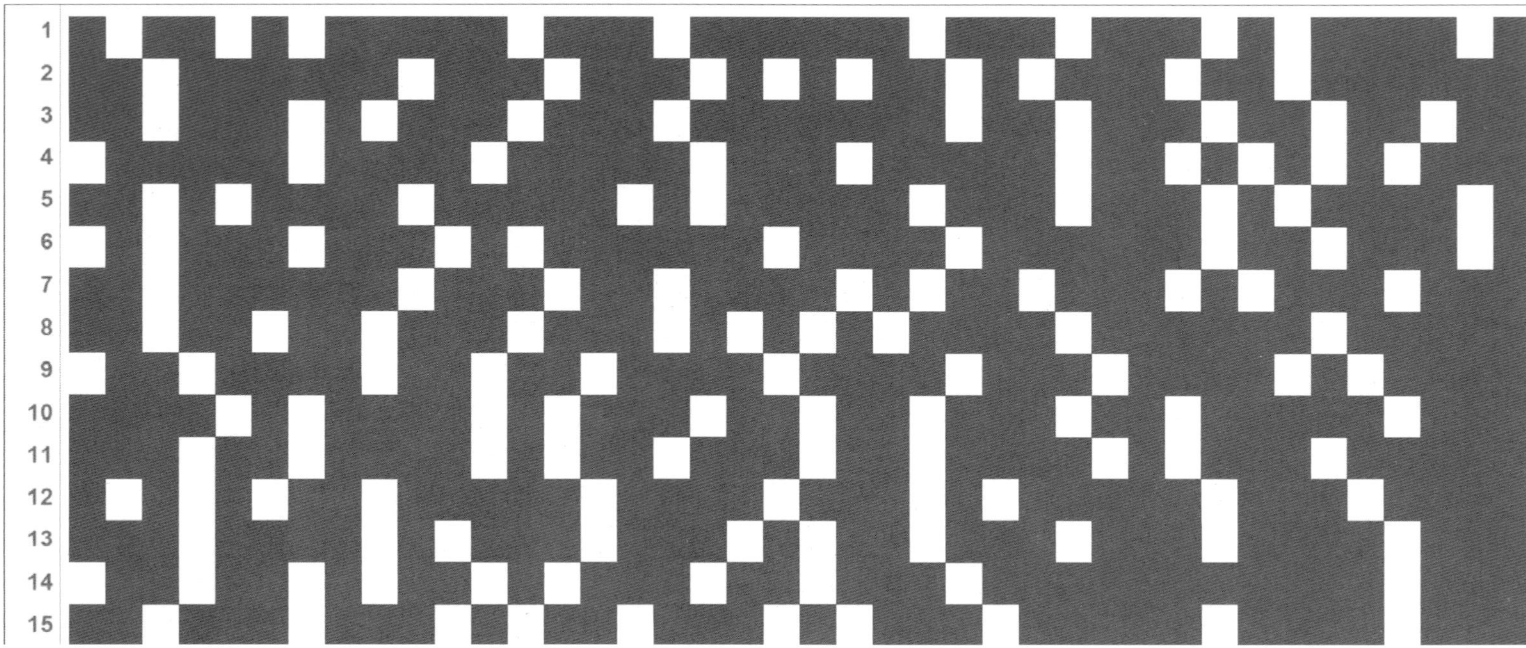

Zentrum für Testentwicklung und Diagnostik ZTD, CH-1763 Granges-Paccot

Vorlage für die Auswertefolie „Fehlmarkierungen“

16
17
18
19
20
21
22
23
24
25
26
27
28
29
30
31
32
33
34
35
36
37
38
39
40